大圍(おおはた)流 消化器内視鏡の介助・ケア

著
大圍 研
港 洋平
青木亜由美
佐藤貴幸
志賀拓也

羊土社
YODOSHA

謹告

　本書に記載されている診断法・治療法に関しては，発行時点における最新の情報に基づき，正確を期するよう，著者ならびに出版社はそれぞれ最善の努力を払っております．しかし，医学，医療の進歩により，記載された内容が正確かつ完全ではなくなる場合もございます．

　したがって，実際の診断法・治療法で，熟知していない，あるいは汎用されていない新薬をはじめとする医薬品の使用，検査の実施および判読にあたっては，まず医薬品添付文書や機器および試薬の説明書で確認され，また診療技術に関しては十分考慮されたうえで，常に細心の注意を払われるようお願いいたします．

　本書記載の診断法・治療法・医薬品・検査法・疾患への適応などが，その後の医学研究ならびに医療の進歩により本書発行後に変更された場合，その診断法・治療法・医薬品・検査法・疾患への適応などによる不測の事故に対して，著者ならびに出版社はその責を負いかねますのでご了承ください．

序

　"また大圃流，やりませんか？"

　羊土社の野々村さんからそんなお声掛けをいただいたのは，2017年の春先のことでした．港君と師弟での拙書"大圃流　ＥＳＤセミナー"（羊土社　野々村プロデュース記念すべき第一号）の執筆の重圧から解放されて間もない頃です．「港〜，ののむーが早々に次の企画を持ってきたよ（ー_ー）」「あんなに大変だったのに…，ののむーさん懲りてないんですかね」「ちっちゃいのに意外とタフなんだよね…」．

　健康意識の向上に伴って，内視鏡診療はとても身近なものになってきました．皆さんの周りでも内視鏡検査をしたことがある人は珍しくないでしょう．そしてわれわれの提供すべき内視鏡検査・治療の内容は高度かつ複雑化し，より厳しく精度管理を求められるようになってきています．つまり，マンパワーは従来のままで"以前よりたくさんの患者さんに，より専門性の高い診療を提供する"ことが要求されています．一方で特に看護師さんは多様な現場を経験することもキャリア上求められ，異動をくり返す場合も少なくありません．内視鏡室に異動後，引継ぎ期間もそぞろに独り立ちせねばならないのが実情ではないでしょうか．特殊な職場，覚えることだらけの異空間に来てしまったと壁を感じている方も多いでしょう．

　本書はそんな内視鏡診療に携わることになった看護師，技師の方を対象に，最初に手に取る一冊になれるように，より実践的な内容をふんだんに盛り込むことを目標に企画しました．教科書的な類書は多くありますが，個人的な感想を一言でいうと"量が多くて面白くない"んです．本書はそうならずに現場でまさに指導者に教えてもらっていると思える内容にしました．手技的な部分では動画や図と写真を多用していますし，一気に読める取っつきやすさも大切と考え，ボリューム過多の詰め込み本とならないようにエッセンスだけをシンプルに書き出しています．

　そして今回の執筆コンセプトは"ゴレンジャー"です．大圃組の誇る豪華執筆陣は，消化管領域は入隊２年目の機器マニアの志賀君に，胆膵領域は北の剛腕の弟子，佐藤君にお願いしました．彼らは私の軍団としてのチーム作業の経験が豊富で介助者としてのノウハウにあふれており，そのコツを惜しみなく披露してくれています．海外出向中ながら，港君が全体の方向性をまとめて管理してくれました．技術的な内容に偏らないために看護ケアという視点にも多くを割き，内視鏡センターの立ち上げや新人指導経験が豊富で今年度新入隊される青木さんに執筆をお願いしました．私は，ノルマをこなすような分担執筆ではなく１つの稿は１人で書ききってもらいたい，その方が絶対に流れのあるいい本になる，メッセージ性がある本になる，と考えています．故に各々の執筆者

の負担は大きくなりましたが,極力執筆者を少なくさせていただきました（ゴレンジャーにするために,5人にまとめる必要があったのですが）.その甲斐あって,介助技術と看護ケアの肝を抽出した,濃厚な"大圃流"として自信をもって皆さんにお勧めできる内容になりました.

　そして,最後はやっぱり大圃組出版企画担当の野々村さん,前作からのデザイナーさんに頼んで素敵な表紙を作ってくださいました.これには執筆陣全員が"完璧"と即答です.こうして今回もお調子者のわれわれは,まんまと野々村さんの手の平で踊らされ,本書を書き上げることとなりました.この自画自賛の素敵なハンドブックが,皆さんが内視鏡診療の面白さに気づくのに一役買うことができたら幸いです.

　2018年3月

NTT東日本関東病院 内視鏡部

大圃 研

大圃流 消化器内視鏡の介助・ケア

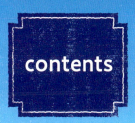
contents

序 003
動画視聴ページのご案内 010

第1章 内視鏡室でマストな知識

① 消化器内視鏡機器の基礎知識
 1 スコープ .... 志賀拓也, 大圃 研 012
 2 内視鏡装置 .... 志賀拓也, 大圃 研 018

② 内視鏡検査に必要な解剖・生理 .... 港 洋平, 大圃 研 022

③ 内視鏡検査に必要な薬剤 .... 港 洋平, 大圃 研 029

④ 前処置 .... 青木亜由美, 大圃 研 035

⑤ 内視鏡の洗浄消毒 .... 佐藤貴幸, 大圃 研 040

⑥ 内視鏡室のレイアウト .... 志賀拓也, 大圃 研 045

第2章 内視鏡介助のポイント 〜これができれば褒められる！〜

① 内視鏡検査
 1 内視鏡検査の基礎知識 .... 志賀拓也, 大圃 研 050
 2 測光調整 movie .... 志賀拓也, 大圃 研 057
  眩しい！暗い！はナイ視鏡
 3 介助の基礎 movie .... 志賀拓也, 大圃 研 060
  デバイス受け渡しと操作
 4 マーキング点墨 movie .... 志賀拓也, 大圃 研 064
  美しい水まんじゅうのつくり方

5 拡大内視鏡 ……………………………………………… 志賀拓也, 大圃 研 067
　　先端フードの調整していますか？
6 生検介助 [movie] ……………………………………… 志賀拓也, 大圃 研 071
　　ナメてはいけない検体取扱. 鉗子も回せる
7 色素内視鏡 …………………………………………… 志賀拓也, 大圃 研 075
　　部位と目的によって狙い撃ち！

② 止血処置
1 止血処置の基礎知識 ………………………………… 志賀拓也, 大圃 研 079
2 クリッピング [movie] ………………………………… 志賀拓也, 大圃 研 083
　　いつもより多く回してますはダメですよ
3 高周波装置による止血 [movie] ……………………… 志賀拓也, 大圃 研 087
　　凝固モードはどれを選べばいいのだろう…

③ ポリペクトミー／EMR
1 ポリペクトミー／EMRの基礎知識 ………………… 志賀拓也, 大圃 研 090
2 局注のポイント [movie] ……………………………… 志賀拓也, 大圃 研 097
　　針で刺さず眼で刺すべし
3 スネアリングのポイント [movie] …………………… 志賀拓也, 大圃 研 100
　　選択から操作まで
4 留置スネア [movie] …………………………………… 志賀拓也, 大圃 研 103
　　明日から私は"留置の女"！ 動画で理解する極意

④ ESD
1 ESDの基礎知識 ……………………………………… 志賀拓也, 大圃 研 107
2 介助着眼点 …………………………………………… 志賀拓也, 大圃 研 112
　　一歩先を見据える余裕をもつ
3 困ったとき [movie] …………………………………… 志賀拓也, 大圃 研 116
　　次の一手を試してみよう

⑤ 食道静脈瘤の治療
1 EVL/EISの基礎知識 ………………………………… 佐藤貴幸, 大圃 研 120
2 EVL [movie] …………………………………………… 佐藤貴幸, 大圃 研 123
　　静脈瘤破裂！慌てるな！
3 EIS ……………………………………………………… 佐藤貴幸, 大圃 研 126
　　静脈瘤は万全な体制で潰せ！

⑥ 消化管拡張術

- **1** 消化管拡張術の基礎知識 ……………………………… 志賀拓也，大圃 研　131
- **2** バルーン拡張 *movie* ……………………………………… 志賀拓也，大圃 研　136
  - 拡張器の見るべきポイントとは？
- **3** 消化管ステント拡張 …………………………………… 佐藤貴幸，大圃 研　139
  - フォースを感じる

⑦ ERCP

- **1** ERCPの基礎知識 ……………………………………… 佐藤貴幸，大圃 研　142
- **2** ガイドワイヤー操作 *movie* …………………………… 佐藤貴幸，大圃 研　145
  - 狙った枝に挿入，出し入れ
- **3** EST/EPBD ……………………………………………… 佐藤貴幸，大圃 研　148
  - 乳頭処置の狙いどころはここだ！
- **4** 採石術 *movie* …………………………………………… 佐藤貴幸，大圃 研　152
  - わたしの介助は幸石術！
- **5** 胆管ステンティング …………………………………… 佐藤貴幸，大圃 研　156
  - 選択から留置の極意
- **6** ENBD関連 ……………………………………………… 佐藤貴幸，大圃 研　161
  - 外瘻の極意
- **7** EUS関連介助 …………………………………………… 佐藤貴幸，大圃 研　164
  - 超音波はわかりません，とはいわせません

⑧ 異物除去

- **1** 異物摘出術の基礎知識 ………………………………… 志賀拓也，大圃 研　168
- **2** 異物摘出のデバイス *movie* …………………………… 志賀拓也，大圃 研　171
  - 選択から操作まで使いこなせ！

⑨ 小腸内視鏡検査

- **1** 小腸内視鏡検査の基礎知識 …………………………… 佐藤貴幸，大圃 研　174
- **2** バルーン内視鏡のコツ ………………………………… 佐藤貴幸，大圃 研　177
  - バルーンテクニック
- **3** カプセル内視鏡 ………………………………………… 佐藤貴幸，大圃 研　182
  - 前処置から読影まで

⑩ PEG

- **1** PEGの基礎知識 ………………………………………… 佐藤貴幸，大圃 研　186
- **2** PEGの造設と交換 ……………………………………… 佐藤貴幸，大圃 研　188
  - 造り方の違い，知ってます？

⑪ 高周波装置の取り扱い

1 高周波装置の基礎知識 .... 志賀拓也, 大圃 研　191

2 対極板 .... 志賀拓也, 大圃 研　195
　　ベストポジションに貼っていますか？

3 エフェクト movie .... 志賀拓也, 大圃 研　198
　　1つ変えるだけでみんなハッピー

第3章 内視鏡ケアのポイント 〜これで自信がもてる！〜

① 情報共有

1 問診のポイント .... 青木亜由美　202
　　患者の体も心も看よう

2 申し送り .... 青木亜由美　205
　　聞くも伝えるも抜かりなく

3 タイムアウト .... 青木亜由美　208
　　みんなでやれば，こわくない！

② 上部消化管内視鏡検査

1 患者説明 .... 青木亜由美　212
　　検査前・後に必要な説明とは

2 体位の保持 .... 青木亜由美　216
　　たかが体位，されど体位

3 マウスピースの取り扱い .... 青木亜由美　220
　　ただ噛んでもらうだけじゃないの？！

4 上手な声かけ・タッチング .... 青木亜由美　224
　　ナースの手はセデーション！

③ 下部消化管内視鏡検査

1 患者説明 .... 青木亜由美　228
　　検査前・後も手を抜かないで

2 前処置のススメ .... 青木亜由美　233
　　のせ上手は，飲ませ上手！

3 上手な声かけ .... 青木亜由美　238
　　ナースは患者の代弁者

4 体位変換のコツ　　　　　　　　　　　　　　　　　　青木亜由美　241
　　力づくでは動きません！

5 用手圧迫 movie　　　　　　　　　　　　　　　　　　青木亜由美　245
　　この圧迫でいいのかな？！

④ 鎮静薬投与時のケア

1 体位の確認　　　　　　　　　　　　　　　　　　　　青木亜由美　248
　　見落としがちな腋窩の圧迫

2 観察のポイント　　　　　　　　　　　　　　　　　　青木亜由美　252
　　患者を看ているのはナースだけと思え！

3 覚醒の確認　　　　　　　　　　　　　　　　　　　　青木亜由美　256
　　これで帰して大丈夫？

⑤ 処置・治療

1 外回りナースの役割　　　　　　　　　　　　　　　　青木亜由美　260
　　患者さんの家族のケアも忘れずに

2 観察のポイント　　　　　　　　　　　　　　　　　　青木亜由美　264
　　患者もドクターも観察するべし！

⑥ 内視鏡ナースの心得　　　　　　　　　　　　　　　　青木亜由美　269
　　鍛えよう！ 内視鏡の第六感

● コラム：目指せ！ 達人ナース 〜ナースの品格〜　　　青木亜由美　271

索引　　　　　　　　　　　　　　　　　　　　　　　　　　　　　272
著者プロフィール　　　　　　　　　　　　　　　　　　　　　　　277

動画視聴ページのご案内

動画について

本書内で movie マークのある稿では，本文や図に対応した動画を視聴することができます．

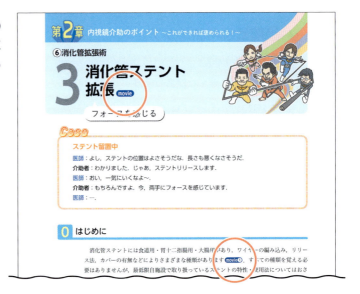

下記の方法でアクセスいただけます

利用手順

1 羊土社ホームページにアクセス（下記URL入力または「羊土社」で検索）

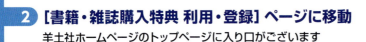

https://www.yodosha.co.jp/

2 [書籍・雑誌購入特典 利用・登録] ページに移動
羊土社ホームページのトップページに入り口がございます

3 書籍・雑誌購入特典等の利用・登録 欄に下記コードをご入力ください

コード： **iww** - **vuok** - **chlq** ※すべて半角アルファベット小文字

4 本書特典ページへのリンクが表示されます

※ 羊土社会員の登録が必要です．2回目以降のご利用の際はコード入力は不要です
※ 羊土社会員の詳細につきましては，羊土社HPをご覧ください

※付録特典サービスは，予告なく休止または中止することがございます．本サービスの提供情報は羊土社HPをご参照ください．

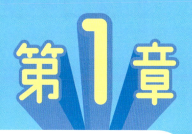

内視鏡室で
マストな知識

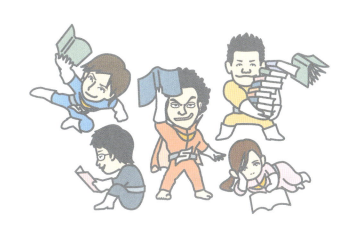

第1章 内視鏡室でマストな知識

①消化器内視鏡機器の基礎知識

1 スコープ

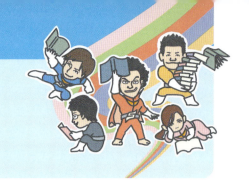

0 はじめに

検査や治療を行うために必要な内視鏡は，現在さまざまな種類・形に進化を遂げて私たちの診療に役立っています．ここでは主に消化器内視鏡で用いられる軟性内視鏡の種類と，その役割について解説していきます．

1 内視鏡の種類

1) 上部・下部汎用スコープ

内視鏡検査で一般的に用いられる直視型のスコープです．上部消化管経口では先端部径は約9〜10 mm，経鼻では約5〜6 mm，下部消化管では約11〜13 mmとなっています（図1）．また，副送水機能や光学拡大機能，スコープの硬さを変える硬度可変機能を備えもつタイプも存在し，使用目的によって太さや機能が異なります（図2）．

2) 十二指腸スコープ

対物レンズの位置が側面についているスコープです（図3）．主に直視型のスコープではアプローチしにくい十二指腸乳頭の観察やERCP関連手技に使用されます．また，鉗子起上装置を操作することで，鉗子出口から出るデバイスの角度の調整や，ガイドワイヤーをロックすることが可能です．

3) 超音波内視鏡

スコープ先端の超音波振動子によって超音波を発振させることで，消化管内部の断層像を得るスコープです．これにより，膵臓や胆嚢などの臓器を観察できるほか，腫瘍の深達度や粘膜下層以深の診断が可能となります（図4）．超音波は空気によって減衰してしまうため，

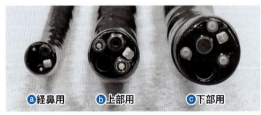

図1 スコープの種類による太さの違い
ⓐ GIF-XP290N，ⓑ GIF-H290，ⓒ PCF-H290I
（画像提供：オリンパス株式会社）

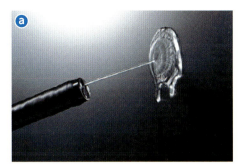
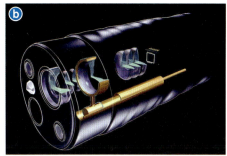
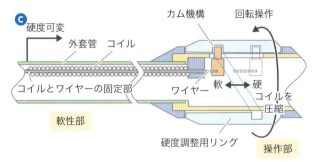

図2 スコープのさまざまな機能
ⓐウォータージェット機能，ⓑ光学拡大機能，ⓒ硬度可変機能
（ⓐ～ⓒの画像提供：オリンパス株式会社）

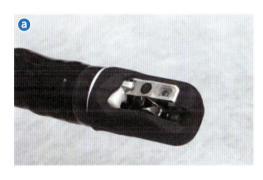
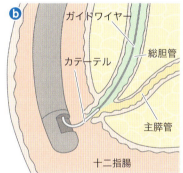
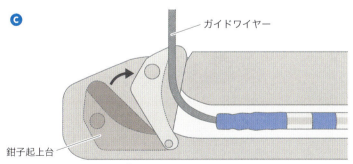

図3 十二指腸スコープ
ⓐ十二指腸スコープの先端，ⓑ消化管内でのアプローチ，ⓒ鉗子起上台によるガイドワイヤーロック

スコープ先端にバルーンを装着して脱気水を充満させたり（図5a），消化管内に直接脱気水を溜めることで（図5b），超音波画像を得ます．

4）カプセル内視鏡

カプセルタイプの小型内視鏡（図6）を飲み込むことで消化管内の撮影を行い，画像を体外の受信機（センサアレイ）で受信し，データレコーダによって記録します（図7a〜c）．記録されたデータはワークステーションで解析します（図7d）．

2 スコープ各部の名称と機能

1）先端部

先端部は，目の役割を担う対物レンズや明かりを照らすライトガイドレンズ，映像を電気信号に変換するCCDが存在する重要部です（図8，9）．また，スコープ内部の送気・送水

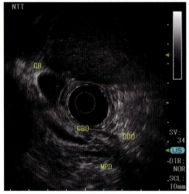

図4　超音波内視鏡検査で得られる画像

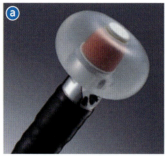

図5　脱気水を充満させる方法
ⓐバルーン法（画像提供：オリンパス株式会社），
ⓑ充満法

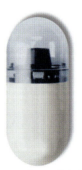

図6　小腸用カプセル内視鏡
（画像提供：コヴィディエンジャパン株式会社）

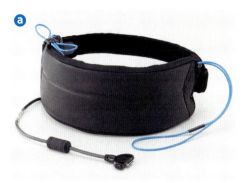
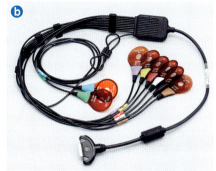
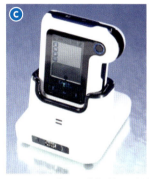
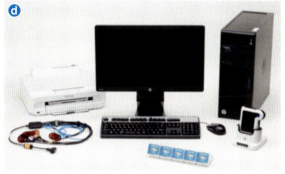

図7 カプセル内視鏡関連機器
ⓐセンサベルト，ⓑセンサアレイ，ⓒデータレコーダ，ⓓワークステーションと周辺機器（ⓑ～ⓓの画像提供：コヴィディエンジャパン株式会社）．

チャンネル，吸引チャンネル（鉗子チャンネル）の出口である送気・送水ノズルや鉗子口出口も集約されているため，先端部の取り扱いには十分注意する必要があります（図10）．

2）彎曲部

操作部のアングルノブを操作することで，スコープ内部のワイヤーと接続された彎曲部内部のリング状の彎曲コマとよばれる部品が可動し，上下左右に彎曲する部位です（図11）．覆われているゴムは軟らかく，穴あきや破けやすいため先端部同様取り扱いには注意が必要です．

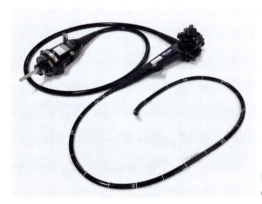

図8 内視鏡の外観
GIF-H290

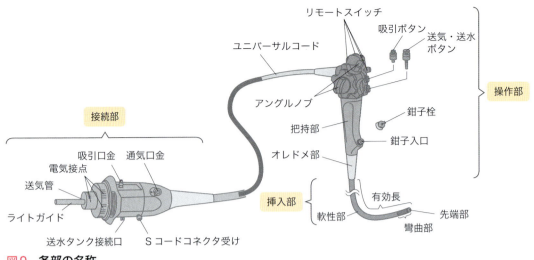

図9 各部の名称

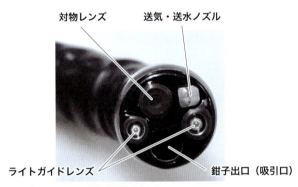

図10 スコープ先端部の拡大

3）操作部

　アングルノブ，リモートスイッチ，送気・送水ボタン，吸引ボタンが存在し，おのおのの操作を行う部分です（図9）.

4）接続部

　スコープとシステムプロセッサ，光源装置，送水タンクを接続する部位です（図9）. 空気や水の供給の他，ランプからの光を受け渡しも行います．また，電気接点を介しシステム通信を行います．

5）スコープ内部管路（図12）

① 送気・送水のしくみ

　送気・送水ボタンの孔から流出している空気を指で塞ぐことで，スコープ先端のノズルからの送気を可能にします．また，送気・送水ボタンを押し込むことで送気チャンネルが閉鎖され，送水タンクに圧がかかり，タンク内の水がノズルから送水されます．

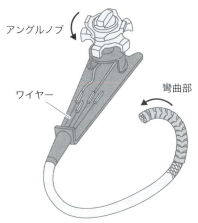

図11 スコープの彎曲部
彎曲機構．

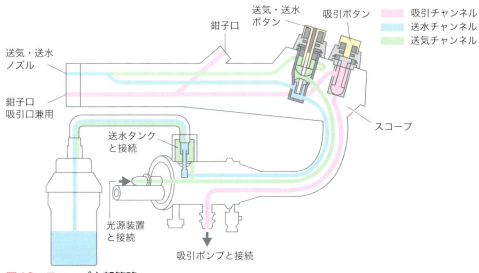

図12 スコープ内部管路
（オリンパス株式会社の資材より作成）

② 吸引のしくみ

　　吸引器からの陰圧は，普段は吸引ボタンの孔から空気を吸引しているためスコープ先端には届きません．吸引ボタンを押し込むことで孔が閉鎖され，陰圧がスコープ先端に伝わることで吸引が可能となります．

〈志賀拓也，大圃　研〉

第1章 内視鏡室でマストな知識

①消化器内視鏡機器の基礎知識

2 内視鏡装置

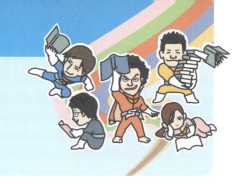

0 はじめに

　内視鏡システム（図1）の一般的な構成は**画面モニター**，**システムプロセッサー**，**光源装置**の主要3点に加え，検査や治療を円滑にする画像記録装置，炭酸ガス送気装置，送水ポンプなどの周辺機器があります．ここではこれらの機能について解説します．

1 画面モニター

　内視鏡像を映し出すモニター（図1）で，近年では高解像度（HD）画質のワイドモニターが主流となっています．

2 システムプロセッサー

　スコープ先端部に搭載されたCCDからの電気信号を内視鏡画像として処理する機能をもち

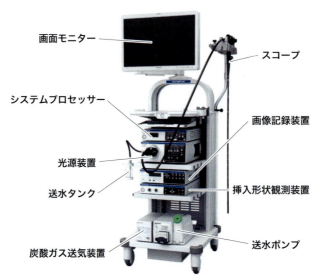

図1　内視鏡システム外観
EVIS LUCERA ELITE（画像提供：オリンパス株式会社）

ます（図1）．また，内視鏡診断をサポートする画像強調機能や，検査情報・撮影画像の通信といったシステム連携の機能も有するため，内視鏡システムのブレインといえる機器です．

3 光源装置

　光源装置（図1）は発生させた光をスコープのライトガイドを通して体内を照らす機能をもちます．また，内蔵された送気ポンプによって，接続した送水タンクより送気・送水を行う機能もあわせもちます．

　光の発生には，自然な色調が特徴のキセノンランプを使用する機種が主流ですが（図2），近年ではレーザー光やLEDを用いた機種も存在します．

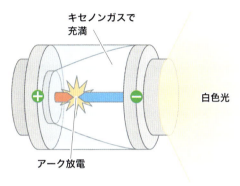

図2　キセノンランプの原理
アーク放電によるキセノンガスの励起によって発光する

特殊光観察

　通常光（白色光）ではわかりにくい微小血管構造や粘膜模様を強調させる機能で，現在ではすでに内視鏡検査に欠かすことのできない機能といっても過言ではありません．光源装置やシステムプロセッサー，または専用のスコープを組合わせることで使用可能となります．狭帯域の波長を用いる狭帯域光観察（narrow band imaging：NBI）や，2波長のレーザー光の強度比変化を処理する短波長狭帯域光観察（blue laser imaging：BLI）が代表的です（図3）．

4 周辺機器

1）画像記録装置

　近年ではファイリングシステムによる画像記録が主流となりつつあります．また，医療用画像管理システム（picture archiving and communication systems：PACS）によって院内

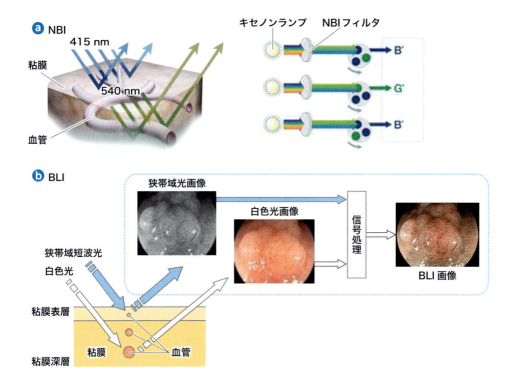

図3 特殊光観察
ⓐ NBI：キセノンランプから発光された光がNBIフィルタを通過することで，ヘモグロビンで吸収されやすい415 nmと540 nmの2波長となり，血管構造を強調します（画像提供：オリンパス株式会社）．
ⓑ BLI：表層血管観察に適した短波長狭帯域光を照射し得られる高コントラストな信号に画像処理を行うことによって，血管や表面構造の観察に適した画像を表示します（画像提供：富士フイルム株式会社）．

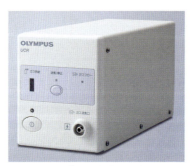

図4 炭酸ガス送気装置（UCR）
（画像提供：オリンパス株式会社）

の画像を一元管理し，電子カルテやオーダリングシステムと連携させる施設も多くなっています．

2）炭酸ガス送気装置（図4）

　　炭酸ガスは空気に比べ生体内での吸収が早く，さらに水溶性であるため，検査中の患者さんの苦痛軽減に効果があります．主に下部消化管内視鏡検査や治療内視鏡で使用されることが多く，炭酸ガスの供給はガスボンベか医療配管を用います．

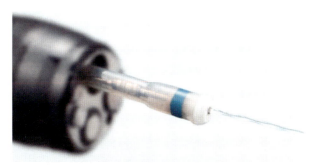

図5　送水機能付き高周波ナイフ（DualKnife J™）
（画像提供：オリンパス株式会社）

3）送水ポンプ

　ウォータージェット機能（副送水チャンネル）付きスコープや，専用のアダプターを用いて鉗子口と接続することで，スコープ先端から送水させることができ，主に消化管内の洗浄や出血点の確認，脱気水の充満に使用されます．また**内視鏡的粘膜下層剥離術**（endoscopic submucosal dissection：**ESD**）で使用される送水機能付き高周波ナイフと接続し，追加局注を行うこともできます（図5）．

〈志賀拓也，大圃　研〉

第1章 内視鏡室でマストな知識

②内視鏡検査に必要な解剖・生理

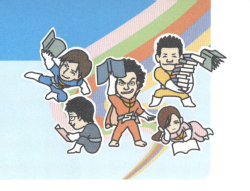

0 はじめに

対象臓器の解剖と生理の知識をもつことは，内視鏡診療のより深い理解につながります．ここでは最低限必要な知識について復習しましょう．

1 食道

1）解剖

食道は咽頭と胃をつなぐ，**全長約25 cm**，**内径約2 cm**の扁平な管腔臓器です．**頸部食道**，**胸部食道**（上部・中部・下部），**腹部食道**に分類されます（図1）．

- **頸部食道**：入口部から胸骨上縁まで．
- **胸部食道**：胸骨上縁から食道裂孔上縁まで．

  胸部食道はさらに3つに亜分類されます．
  - ▶胸部上部食道：気管分岐部下縁まで
  - ▶胸部中部食道：気管分岐部下縁から食道胃接合部までを2等分した上半分
  - ▶胸部下部食道：前述の2等分した下半分

- **腹部食道**：食道裂孔上縁から食道胃接合部まで．

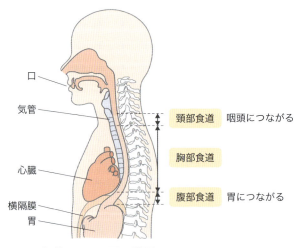

図1 食道とその周囲の臓器

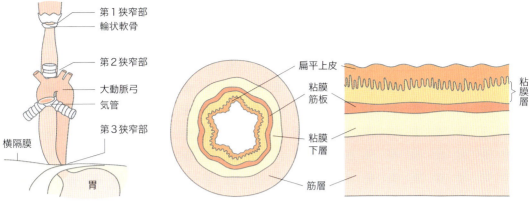

図2 食道の生理的狭窄部　　図3 食道壁の構造

　ただ内視鏡観察の際に，正確なオリエンテーションは難しいですし，前述定義を覚えるのはたいへんで筆者もすぐ忘れてしまいます．検査前に本書をこっそり覗き見すればいいでしょう．
　内視鏡で大事なのは3カ所ある**生理的狭窄部**です．オリエンテーション把握にも役立ちますし，物が詰まりやすい場所すなわち食道異物の好発部位でもあるからです（図2）．

- 生理的第1狭窄部：食道入口部の輪状軟骨狭窄．切歯から約15 cm．
- 生理的第2狭窄部：動脈ならびに左主気管支と食道が交叉する部位．切歯から約25 cm．
- 生理的第3狭窄部：横隔膜の食道裂孔を通過する部位．切歯から約40 cm．

2）食道壁の構造（図3）

　ここで覚えてほしいのは2点です．
- 粘膜は**扁平上皮細胞**からなる．
- 他の消化管と異なり外側には漿膜がない．

　すなわち食道では炎症は外に波及しやすく，がんは浸潤しやすいのです．

3）食道胃接合部

　食道胃接合部（esophagogastric junction：**EGJ**）は，その名の通り食道と胃のつなぎ目で，食道筋層と胃筋層の境界のことです．ただ内視鏡では粘膜から判断するしかないので，本邦では食道下部の**柵状血管**（下部食道にみられる縦走する血管のことです）の下端をEGJとよぶようにしています（図4）．一方で，食道粘膜と胃粘膜の境界を**SCJ**（squamocolumnar junction）とよびます（図4）．

　お役立ちmemo

　ん？ 違うの？ 一緒でしょ？ と思われたかもしれません．
　基本的にはEGJ＝SCJなんです．
　しかし，高齢者，肥満者ではつなぎ目（食道裂孔）がゆるんで，胃の一部が胸腔内に脱出した食道裂孔ヘルニアが多くなります．すると，胃液の逆流が起きやすく，慢性的な炎症（逆流性食道炎含む）が起きます．そうすると，食道の扁平上皮が円柱上皮に置き換わっちゃうんです．そのため，EGJ≠SCJとなっちゃうわけです（図4）．このEGJとSCJの間の部分

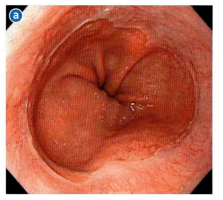
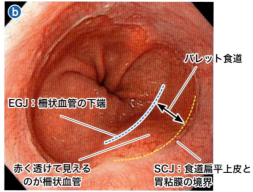

図4　食道胃接合部

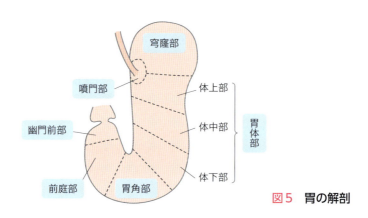

図5　胃の解剖

をそうです，「バレット食道」とよびます．あ，聞いたことある！　と思った読者も多いのではないですか？

　ちなみに全周性に3cm以上認める場合をロングバレット食道，一部が3cm未満か非全周性のものはショートバレット食道とよんでいます．

2　胃

1）解剖（図5）

　胃は，長軸方向に噴門部，穹窿部，胃体部，胃角部，前庭部，幽門前部，幽門輪に区分され，胃体部はさらに3等分して体上部，体中部，体下部と呼びます．断面の区分では小彎，前壁，大彎，後壁に分けられます．また胃の上端を**噴門**，下端を**幽門**といいます．

2）胃壁の構造

　胃の粘膜は**円柱上皮**からなり（図6），それぞれの領域に存在する固有胃腺によって穹窿部から胃体部は胃底腺，胃角部から前庭部，幽門前部までは幽門腺，噴門部は噴門腺とよばれます．

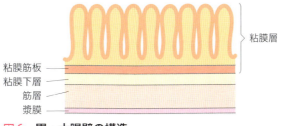

図6　胃・大腸壁の構造

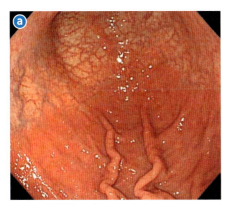

図7　萎縮性胃炎

 お役立ちmemo

　ここで押さえておきたいのが，ピロリ菌感染です．感染による慢性的な炎症が幽門側からはじまって，年齢とともに口側に拡大していきます．これが萎縮性胃炎で胃癌のハイリスクとされています．内視鏡では，萎縮が進むと，粘膜のひだが消えて，血管が透けて見えるまだらな褐色調の粘膜として認識できます（図7）．小彎側の萎縮が噴門を越えないものをclosed type，噴門を越えて大彎側まで進展するものをopen typeと分類しています．

3　十二指腸・小腸

1）解剖

　小腸は，胃の幽門から回盲口によって盲腸に開くまでで，**十二指腸**，**空腸**，**回腸**の3つの部位に区分されます．十二指腸は，**幽門**から**トライツ靱帯**までで，**球部**，**下行部**，**水平部**，**上行部**に分けられます（図8）．汎用上部内視鏡で観察できるのは一般的には下行部までです．空腸と回腸には明確な解剖学的境界はありませんが，一般に口側の2/5を空腸，肛門側の3/5を回腸とされています．

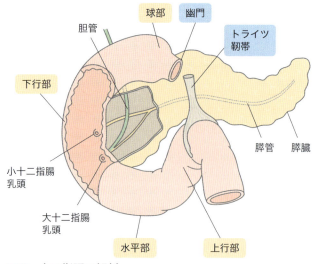

図8 十二指腸の解剖

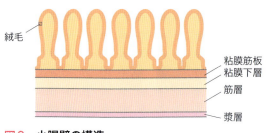

図9 小腸壁の構造

2) 小腸壁の構造（図9）

小腸の内腔は**絨毛**という突起に覆われています．

4 大腸

1) 解剖（図10, 11）

大腸は回盲弁から肛門まで約160 cmの管腔臓器で，大きくは，**盲腸**，**結腸**，**直腸**に分けられます（厳密には直腸S状部も別に区分されます）．

結腸はさらに**上行結腸**，**横行結腸**，**下行結腸**，**S状結腸**に分かれます．上行結腸と横行結腸の移行部を**肝彎曲**，横行結腸と下行結腸の移行部は**脾彎曲**とよびます．

また，小腸と大腸の境界部が回盲部で，回腸末端部，**回盲弁（バウヒン弁）**，盲腸および上行結腸の一部から形成されます．

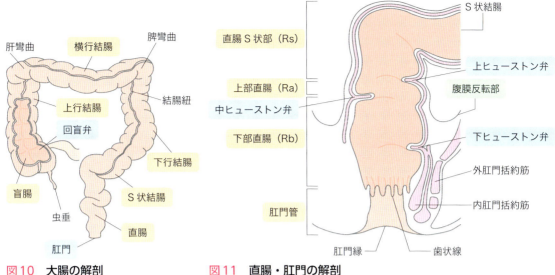

図10 大腸の解剖

図11 直腸・肛門の解剖

 お役立ちmemo

ここで押さえるべきは，大腸は自由部と固定部に分かれていることです．横行結腸とS状結腸は腸間膜を有しており，可動性に富みますが（自由部），盲腸，上行結腸，下行結腸，直腸は後腹膜に固定されています（固定部）．内視鏡挿入の際の'肝'が横行結腸とS状結腸である理由です．

直腸には大きなひだが3つあり，肛門側から**下ヒューストン弁**，**中ヒューストン弁**，**上ヒューストン弁**といいます．

 お役立ちmemo

ここで押さえておきたいのが，中ヒューストン弁です．腹膜反転部（下部直腸と上部直腸の境界）の高さとほぼ一致します．つまり，上部直腸より口側は腹腔の中，下部直腸は腹腔の外ということです．

2）大腸壁の構造（図6）

粘膜は一層の**円柱上皮**に覆われており，粘液を分泌する**杯細胞**が多いです．

5 膵胆道系

解剖（図12）

① 膵臓

膵頭部は十二指腸下行部と水平部に囲まれるよう，膵体尾部は胃の背側に位置します．

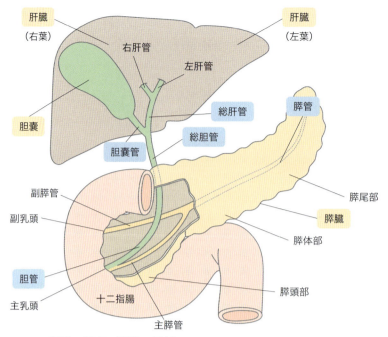

図12 肝臓・胆嚢・膵臓の解剖

② 胆管

なかなか覚えるのがたいへんなところです．ここでは，上流から順を追って考えると頭に入ってきやすいかもしれません．まずは肝臓内で胆汁がつくられます．肝臓内の胆管（**肝内胆管**）を通って，しだいに太いルート（左右の胆管，**肝門部胆管**）となり，肝門から出ると（**肝外胆管**）1つに合流します（**総肝管**）．胆嚢から出ている**胆嚢管**と合流し，**総胆管**となり，一般的には下端で膵管と合流して共通管となり，**乳頭部**に開口します．どうでしょうか？少しは頭に入りました？

③ 乳頭部

主乳頭（大十二指腸乳頭）と**副乳頭**（小十二指腸乳頭）があります．主乳頭には胆管と**主膵管**，副乳頭には**副膵管**が開口していて，主乳頭から下行部壁内に連続してOddi括約筋が存在します．

〈港　洋平，大圃　研〉

第1章 内視鏡室でマストな知識

③ 内視鏡検査に必要な薬剤

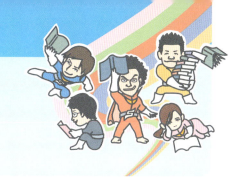

0 はじめに

　内視鏡検査・治療をスムーズに行う意味で，薬剤の使用には医療スタッフ，患者さんともに大きなメリットがある反面，偶発症や禁忌には十二分に気をつける必要があります．
　ここでは，内視鏡室で使用する主な薬剤について説明します．

1 局所麻酔薬

1）リドカイン塩酸塩（キシロカイン®）

① 特徴を把握する

　さまざまな濃度や種類があるので，おのおのの含有量や性状，1回投与量をしっかり把握しましょう．
　例えば咽頭麻酔には，キシロカイン®ポンプスプレー8％を用います．40 mgまでで十分量とされており，これはスプレー5回分に相当します．たくさんやれば効果が倍増なんて思っている人はまさかいませんよね？　というのは，**中毒域は200 mg**といわれています．25回スプレーすると…．
　キシロカイン®ビスカス2％や，潤滑ゼリーとしてキシロカイン®ゼリー2％，局所注射薬としてキシロカイン®液4％を使用することもありますので，トータル量を念頭において，過剰な使用を控えるように心がけましょう．

② 副作用に注意

　副作用で重大なものにアレルギー反応（**アナフィラキシーショック**）と**中毒**があります．アレルギー反応はごく微量でも発症しますが，中毒症状は血中濃度の過度の上昇が原因となります．必ずアレルギーの有無，歯科治療時の麻酔などの副作用の出現について確認しましょう．また，ポンプスプレーにはエタノールが添加されていますので，エタノール（アルコール）アレルギーの有無を確認することも大切です．

> **お役立ちmemo**
> 　アレルギーでキシロカイン®が使用できない場合は，刺激性が少なく水溶性のスルーブロゼリーを使うことがあります．ただし麻酔効果はありません．また，そのような場合，鎮静薬を使用することで咽頭麻酔を使わず検査が可能になります．

> また大腸内視鏡の際，われわれはルーチンではキシロカイン®ゼリーを使用していません．潤滑剤として液状やゼリー状のグリセリンを使用しています．アレルギー反応のリスクも減りますし，スコープ操作における摩擦も軽減されると考えています．以前はオリーブオイルを潤滑剤として使用している施設も多くありましたが，スコープのシャフトを覆う黒いビニール部分を痛めるため，現在はほとんど使用されなくなりました．

2) ナファゾリン硝酸塩（プリビナ®）

経鼻内視鏡時に鼻腔内に前処置として使用されます．血管収縮薬で，浮腫を軽減させ鼻出血や鼻痛予防に有用です．**効果は噴霧後10〜15分がピーク**といわれていますので投与のタイミングにも注意が必要です．

2 消泡剤

1) ジメチコン（ガスコン®）

胃内有泡性粘液除去剤で，胃内の気泡や胃壁に付着している粘液を除去します．

2) プロナーゼ®MS

蛋白分解酵素製剤で，胃粘液を溶解除去します．ただし，副作用として粘液の除去に伴う出血の悪化，血液凝固系への影響から**胃出血**（胃の潰瘍部，ポリープなどの病変部からの出血）のリスクがあるので消化管出血が疑われる患者さんには使用しません．

3 鎮痙薬

1) ブチルスコポラミン（ブスコパン®）

使用頻度が多い反面，禁忌疾患（表1）のある薬剤ですので問診が重要です．

前立腺肥大，うっ血性心不全や不整脈，甲状腺機能亢進症の既往がある患者さんにも慎重投与が必要となります．

また，起こりうる副作用（口喝，眼の調節障害，心悸亢進，顔面紅潮）についても事前に説明をしておくことが大事です．

表1　ブチルスコポラミンの禁忌

①緑内障（眼内圧を高めるため）
②前立腺肥大による排尿障害（さらに尿が出なくなります）
③重篤な心疾患（心拍数を増加させて，症状悪化する可能性があります）
④麻痺性イレウス（消化管蠕動を抑制して症状を悪化する可能性があります）

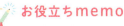 お役立ちmemo

ブスコパン®投与には「筋注・皮下注」と「静注」の2ルートありますが、われわれは主に静注を選択しています。初回に留置針を置けば、追加投与時に患者さんに苦痛を伴うことがないですし、即効性が期待できるからです。「筋注は痛い」と嫌がる患者さんも多いですし、大腸検査の場合、筋注では効果が出るころには検査が終わってしまう場合が多いです。検査開始時に1/2 A、追加投与が必要なときにさらに1/2 A使用するようにしています。他薬剤を使用するときにも留置針は使えますので一石〇鳥てなわけです（図1）。

2）グルカゴン（グルカゴンGノボ）

基本的にはブスコパン®が使用できない患者さんに使用します。筋肉内または静脈内に投与します。ブスコパン®同様、禁忌疾患があります（表2）。

3）l-メントール製剤（ミンクリア®）

ブスコパン®やグルカゴン投与が難しい患者さんに使用します。刺激があるため経口投与はしません。胃内に撒布する場合は幽門前庭部への撒布がより効果的といわれています。

お役立ちmemo

適応、禁忌をきちんと把握する必要があります。もちろん慎重な薬剤選択が大前提ですが、不必要に薬剤の使用を避ける傾向もあります。例えば、すべての緑内障にブチルスコラミンが禁忌となるわけではありません。眼内圧が高まることが問題なので、厳密には閉塞隅角（狭隅角）緑内障が禁忌であり、治療で眼圧が下がっていれば閉塞隅角緑内障でも使用できることもあります。有益性がある場合は、必要であれば眼科の先生にコンサルトするとよいでしょう。

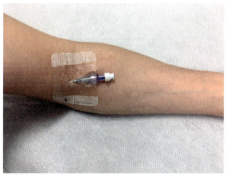

図1 シェアプラグ®（TERUMO）を使用し静脈ルートを確保

表2 グルカゴンの禁忌と慎重投与（グルカゴンGノボ）

禁忌	褐色細胞腫（急激な昇圧発作を起こすことがあります）
慎重投与	糖尿病、肝硬変などの肝臓の糖放出能が低下している肝疾患、糖尿病Ⅰ型患者、インスリノーマの既往がある患者さん

4 鎮静薬

1) ベンゾジアゼピン系

抗不安作用，健忘効果により不安を抑え，検査中の苦しさを忘れさせてくれるといった長所があります．

おのおのの特徴は下記の通りです．

① ジアゼパム（セルシン®，ホリゾン®）

持続時間が長く（半減期35時間），筋弛緩作用，抗痙攣作用があります．副作用が少なく，安全性が高いとされていますが，脂溶性で血管刺激作用が強く，血管痛や血管炎を起こすことがあります．また，生理食塩水との希釈で白濁するため原液で使用しなければいけません．

② フルニトラゼパム（サイレース®，ロヒプノール®）

持続時間が長く（半減期24時間），ジアゼパムと比べて血圧など循環器系への影響が少ないですが，強い睡眠作用があります．重症筋無力症，急性狭隅角緑内障では禁忌となります．

③ ミダゾラム（ドルミカム®）

ほかの薬剤よりも作用発現が早く持続時間が短い（半減期2時間）ですが，鎮静作用は強いです．舌根沈下をしやすく，また使用後の健忘症状が強いといわれています．

お役立ちmemo

鎮静効果は人によって異なります．ルーチンで投与量を決めるのではなく，はじめて鎮静薬を使用する場合，高齢者，向精神薬を常用している場合などは特に注意して投与量は少量から開始しましょう．また，使用した際には投与量（初回投与，追加投与），効果がどうだったのか，次回推奨投与量を記載しておくとよいでしょう．

2) プロポフォール（プロポフォール，ディプリバン®）

代謝が早いことから覚醒がよく，使用を中止すると短時間で意識が回復します．遷延性覚醒遅延のリスクも少ないため，内視鏡診療にも使用されるようになってきています．ただし，卵・大豆アレルギー，妊婦，授乳中の患者さんには禁忌であること，また呼吸抑制が起こることがあり，内視鏡施行医以外に麻酔専従の医師の監視が必須です．対応できる環境が整っていない場合には使用を避けるべきでしょう．

5 鎮痛薬

単独もしくは鎮静薬との併用で用います．

1) ペチジン塩酸塩

オピオイド受容体作動薬で，麻薬に分類されます．副作用として呼吸抑制，末梢血管拡張作用により起立性低血圧を起こすことがあるので注意が必要です．

2）ペンタゾシン（ペンタジン®，ソセゴン®）

オピオイド受容体作動薬ですが麻薬ではありません．オピオイドの副作用である呼吸抑制や依存症が軽減されます．ただし，モルヒネ依存症患者にペンタゾシンを投与すると禁断症状を引き起こしますので注意が必要です．

3）ブプレノルフィン塩酸塩（レペタン®）

オピオイド受容体作動薬ですが，麻薬ではありません．強い鎮痛効果をもちます．副作用としては嘔気症状が比較的多くみられます．

 お役立ちmemo

ペンタゾシンやブプレノルフィンは麻薬ではないですが，作用は麻薬と一緒です．モルヒネ製剤を使用している患者さんに使用すると受容体が拮抗し，効果が減弱もしくは離脱症状を起こすおそれがあります．

6 鎮痛薬・鎮静薬の拮抗薬

1）フルマゼニル（アネキセート®）

ベンゾジアゼピン系の拮抗薬として用いられます．原液で初回0.2 mg静脈注射．効果がなければ追加投与します．効果時間が短いため，再鎮静に注意が必要です．ベンゾジアゼピン系の薬を常用している患者さん（精神科薬や睡眠導入剤）で検査時の鎮静薬に対して拮抗薬を使用すると，常用薬にも拮抗作用が及ぶので注意が必要です．

2）ナロキソン塩酸塩

ペチジン，ペンタゾシンの拮抗薬です．ブプレノルフィンに対する効果は確実ではありません（受容体親和性が強いので）．

麻薬の拮抗を行うことで急に血圧上昇，頻脈などを起こすことがあるので注意が必要です．原液で0.2 mgを静脈注射，効果がない場合は追加投与します．

呼吸抑制にはよく効きますが，鎮痛作用はあまり減弱しないといわれています．

 お役立ちmemo

鎮静薬および鎮痛薬を使用する場合には，呼吸抑制による低酸素血症，舌根沈下による上気道閉塞，誤嚥，転倒，血圧変動・徐脈・不整脈，覚醒遅延，健忘などに注意する必要があります．モニタリングを含めた呼吸循環状態の観察，安静の確認，副作用・覚醒遅延のリスクの確認をしっかりと行いましょう．

7 腸管洗浄剤

1）ナトリウム・カリウム配合液（ニフレック®）

ポリエチレングリコール（PEG化製剤）と各種電解質を含む腸管洗浄剤です．等張液であり，腸管内容が軟化・増大し，その刺激によって物理的に便通が促進されます．

2）ナトリウム・カリウム・アスコルビン酸配合剤（モビプレップ®）

高張液ですが，基本成分は等張液であるPEG化製剤（ニフレック®）と同じです．内服方法がやや煩雑ですが，薬剤の腸管内を移動する速度が速いので，比較的短時間で洗浄が終了します．脱水にならないように患者さんには十分に水分摂取を促すことが大切です（一方で急激な多量の水分摂取は低ナトリウム血症のリスクもあります）．

3）クエン酸マグネシウム（マグコロール®）

マグネシウムイオンが胃腸管から吸収されにくい性質をもつため，内服することで腸管溶液を増やし，大腸の蠕動運動を促進することで排便を促します．

マグネシウムが主成分であるため，高マグネシウム血症を引き起こすリスクがあり，腎機能障害に対しては禁忌，心機能障害に対しては慎重投与です．

4）リン酸ナトリウム（ビジクリア®配合錠）

錠剤タイプの経口腸管洗浄剤です．従来の腸管洗浄剤では，服薬量または特異的なにおいや味のために，検査に必要な量を服薬できない患者さんがおり，受容性（服薬のしやすさ）の向上を目的として開発されました．一方で計50錠の内服が必要となるので，当院では原則，液体タイプの腸管洗浄剤を使用して受容性の低かった患者さんに推奨するようにしています．稀ですが，重篤な副作用として急性腎不全・急性リン酸腎症があり，腎機能障害，高血圧症の高齢者などに対しては禁忌です．

お役立ちmemo

最近では後発医薬品（ジェネリック医薬品）も増えていますので，まずは自施設の薬剤をしっかり確認するようにしましょう．また，日本消化器内視鏡学会より「内視鏡診療における鎮静に関するガイドライン」が発行されており，インターネットから無料で閲覧できます．ぜひ一度目を通すようにしてください．

〈港　洋平，大圃　研〉

第1章 内視鏡室でマストな知識

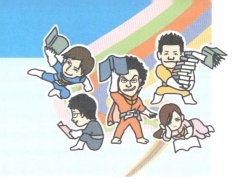

④ 前処置

0 はじめに

　前処置は，内視鏡検査・治療を安全かつ確実に行うための必要不可欠な準備です．前処置の方法は各施設で異なりますが，その目的を理解したうえで実施することが大切です．この稿では，前処置の目的と基本的な方法，注意点について説明します．前処置に使用する薬剤の詳細は，第1章-③の稿で確認してください．

1 上部消化管内視鏡（経口）

1）食事・内服薬

- 検査前日21時以降の食事は禁止とし，飲水は検査1時間前まで許可します．
- 内服薬は基本的に中止としますが，降圧薬や冠動脈拡張薬などは服用が許可されます．
- 抗血栓薬服用者に対する検査・治療についてはガイドライン[1]も出ており，医師に確認のうえ，患者さんへ説明します．

2）消泡剤の服用

下記を頭に入れておきましょう．

目 的	胃粘液の除去
方 法	①患者1人あたり，プロナーゼ®MS　2万単位＋重曹1g＋ジメチコン（ガスコン®ドロップ）4mL＋水道水80mLの割合で作成します． ②服用してもらいます．
注意点	以下のような場合は，服用を避けましょう． ● 消化管出血が疑われる場合（第1章-③を参照） ● 胃瘻造設前や，嚥下機能の低下が疑われる場合（誤嚥のおそれ） ● 消化管狭窄を伴う疾患，拡張術を予定している場合（誤嚥のおそれ） ● 内視鏡検査中に胃液採取が予定されている場合

3）咽頭麻酔

　スプレー麻酔，ビスカスうがい麻酔，スプレーとビスカスの併用など，施設ごとに採用している方法が異なります．近年は，簡便性や患者さんの受容性が高いという理由により，スプレーを勧める報告が出ています．

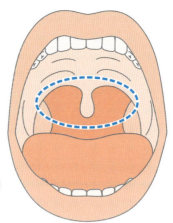

図1 スプレーの噴霧部位の目安
◌⃝：噴霧に適した部位.

目的，方法，注意点を以下にまとめました．

目 的	内視鏡が咽頭を通過する際の違和感の軽減
方 法	①患者さんに口を開けてもらい，咽頭に向かって，リドカイン噴霧剤（キシロカイン®ポンプスプレー）を5回程噴霧します（第1章-③を参照）．舌に噴霧しても意味がありません．喉の奥を狙うイメージで行います（図1）． ②数秒溜めてから，飲み込むように指示します．苦味を感じる薬剤であることを説明します．
注意点	●実施前にアレルギーの有無を必ず確認し，不明である場合は実施せず，医師に報告しましょう． ●噴霧の際は，気道への吸引を避けるため，息をしっかり止めてもらう，または声を出してもらい行いましょう．舌に噴霧しても効果はありません． ●実施後は，アレルギー症状の出現を十分観察しましょう． ●麻酔行為であることから，本来医師が実施することが望ましい処置です．しかし，医師以外の職種が施行している施設も少なくありません．その場合，施設ごとに実施の手順や環境を十分検討しておくことが必要です．

✨ お役立ちmemo

咽頭麻酔後に，気分不快を訴えることがあります．アレルギー症状であったり，検査前の過度の緊張であったりします．手順が簡単なため，つい流れ作業のようにやってしまいがちですが，実施後は患者さんの症状を十分観察することを忘れずに！

2 上部消化管内視鏡（経鼻）

1）食事・内服薬

上部消化管内視鏡（経口）と同様です．

2）鼻処置

手順は施設によりさまざまであるため，ここでは一例を示します．施設の手順を確認しましょう．

目 的	内視鏡が鼻腔を通過する際の鼻出血や鼻痛予防
方 法	経口法と同様に消泡剤を服用してもらいます． ①両鼻腔にナファゾリン硝酸塩（プリビナ®）を噴霧し，2分待ちます． ②患者さんに通気のよい側を確認し，キシロカイン®ビスカスを注入し，2分待ちます． ③前処置用スティックにキシロカイン®ビスカスを薄く塗布し，キシロカイン®ポンプスプレーを噴霧します．アルコールを飛ばすために，スティックを軽く振ります． ④麻酔処置をした側の鼻腔へスティックを，顔面に対して直角に挿入します（図2）．2分経過した後に検査を開始します．
注意点	●経口法の咽頭麻酔と同様に麻酔処置であるため，施設ごとに手順や環境を整備しておくことが必要です． ●処置に時間を要するため，検査の順番を考慮して行いましょう． ●鼻腔に狭窄や鼻中隔彎曲症を有する場合や，鼻の手術を受けたことがある患者さんについては，実施前に医師に相談しましょう． ●抗血栓薬を服用中の患者さんの場合，鼻出血に十分注意しましょう．鼻出血時の対応マニュアルも確認しておくことが大切です．

お役立ちmemo

スティックは中鼻道に挿入します．中鼻道を狙うには，顔面に対して垂直に挿入することがコツです．解剖生理を理解しておきましょう（図3）．

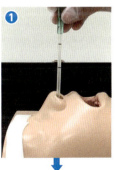

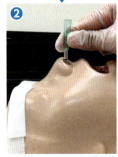

図2　スティックの挿入

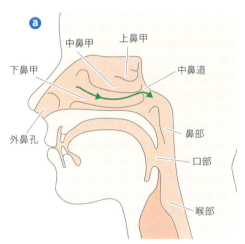

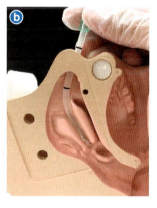

図3　鼻の解剖
ⓐ解剖図．→がスティックの通り道．ⓑ中鼻道にスティックが入っているイメージ．
（画像は昭和大学江東豊洲病院にて撮影）

ホメられポイント

皆さんの施設の前処置法は以前と変わりましたか？ずっと同じですか？ピロリ菌陰性で胃粘液の少ない患者さんも増えましたし，大腸前処置の下剤も新製品がどんどん出ています．周辺環境が変わったのに漫然と同じ前処置を続けているのは怠慢です．もし変化なく旧態依然とした状況であれば，見直してみる一声をあげてみてください．

〈大圃　研〉

3 下部消化管内視鏡

1）食事・内服薬

- 前日3食は易消化食や検査食を摂取し，検査当日は絶食とします．飲水は検査当日まで許可します．
- 内服薬を飲んでもいいかどうかは，医師に指示を確認します．

2）経口腸管洗浄剤の服用

以下を確認しておきましょう（第3章-③-2を参照）．

目的	腸管内容物の排除
方法	既往歴を確認したうえで，医師の指示に従い，腸管洗浄剤の服用方法，排便の確認方法を説明します．
注意点	●腸管洗浄剤の服用方法は，薬剤種類により，また，施設により異なります（第1章-③を参照）． ●服用中は，副作用の出現に注意が必要です．副作用出現時はすみやかに，医師や先輩ナースに報告しましょう． ●施設の副作用出現時の対応マニュアルを確認し，対処できるように備えましょう．

3）高圧浣腸・グリセリン浣腸

目的	●直腸から下行結腸付近の腸内容物の排泄 ●腸管洗浄剤だけでは前処置が不十分な場合の補助的な腸管の洗浄 ●腸管洗浄剤が服用困難な場合の前処置
方法	①患者さんに更衣をし，排尿をすませてもらいます．その後，処置台へ左側臥位に臥床してもらいます． ②注入量は医師の指示を確認します．適切な速度で肛門から注入します． ③1〜3分程度排泄を我慢してから排泄するように，患者さんに説明します．反応便を必ず確認しましょう．
注意点	●必ず左側臥位で行ってください．トイレで座位のまま行い腸管損傷などアクシデントが起こった事例が報告されています．絶対にやめましょう． ●浣腸液の注入中は，気分不快や便意を確認しながら行いましょう．症状がある場合は，注入が途中でもいったん止め，症状を十分確認しましょう． ●排泄後，起立性低血圧を起こすことがあるため，注意が必要です．

文 献

1) 藤本一眞，他：抗血栓薬服用者に対する消化器内視鏡診療ガイドライン．日本消化器内視鏡学会雑誌，54：2075-2102, 2012
2) 河合隆，木下芳一：経鼻内視鏡．「消化器内視鏡ハンドブック 改訂第2版」(日本消化器内視鏡学会/監, 日本消化器内視鏡学会卒後教育委員会/編), pp94-95・p97・pp100-101, 日本メディカルセンター, 2017
3) 小原秀幹，岡本澄美子：上部内視鏡検査．「技師&ナースのための消化器内視鏡ガイド 改訂第2版」(田村君英/編), pp137-138・p141・pp158-159, 学研メディカル秀潤社, 2017
4) 小原秀幹，岡本澄美子：下部内視鏡検査．「技師&ナースのための消化器内視鏡ガイド 改訂第2版」(田村君英/編), 学研メディカル秀潤社, 2017
5) 「消化器内視鏡技師・ナースのバイブル」(田村君英, 星野 洋/編), 南江堂, 2008
6) 「消化器内視鏡技師のためのハンドブック 改訂第7版」(日本消化器内視鏡学会消化器内視鏡技師制度委員会/監, 松井敏幸, 他/編), 医学図書出版, 2016
7) 松本ゆり子：浣腸・摘便．「看護技術がみえる vol.2 臨床看護技術」(医療情報科学研究所/編), pp336-343, メディックメディア, 2013

〈青木亜由美, 大囿　研〉

第1章 内視鏡室でマストな知識

⑤ 内視鏡の洗浄消毒

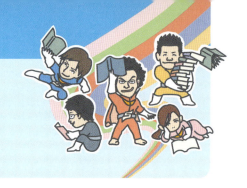

0 はじめに

　　消化器内視鏡の構造は複雑で洗浄や消毒を怠ることで，機器自体が感染源となります．内視鏡本体は十分な洗浄と高水準消毒，生検鉗子・スネア・クリップなど再生可能な製品は超音波洗浄と滅菌，ディスポーザブル製品の再利用禁止を徹底しなければなりません．また，患者間感染のみならず医療従事者の感染も防ぐ対策が必要です．すべての体液や血液は感染源であることを認識しましょう．

1 感染防御対策

　　感染リスクが高いといわれているのがじつは内視鏡室です．私たち自身の身を守ることは患者さんを守ることにもつながります．スタンダード・プリコーション（標準予防策）の徹底と感染経路予防策が必要な部署であることを認識しましょう．

1）標準予防策

　　簡単にいうと「患者さんから排出されるものはすべて（汗を除く）を感染源とみなし対応する」というものです．つまり検査後はすべてのものが感染源であるということです．

① 手洗い・手指消毒

　　これは基本中の基本ですね．

② 個人防護具の使用

　　手袋，マスク，ゴーグルまたはフェイスシールド，撥水性または防水性ガウン・エプロン，キャップ，シューズカバー（図1）を装着します．

③ 環境対策

　　内視鏡やデバイスのみならず，内視鏡システム装置・検査台および枕・床・壁・テーブルなどの感染管理が必要です．除菌洗浄剤での清拭と次亜塩素酸ナトリウムでの消毒を行いましょう．

2）感染経路予防策

　　内視鏡室における感染経路としては，接触感染が主となります．スコープの洗浄・消毒やデバイスの洗浄・滅菌とその後の管理・保管が重要です．

表1 スポルティングの分類

殺菌の水準	定義	消毒方法	器具
クリティカル	粘膜を傷つける機器や組織内や血管内に挿入するもの	滅菌	生検鉗子，局注針，スネア，クリップ，カテーテルなどのデバイス
セミクリティカル	損傷のない粘膜や創のある皮膚に接触するもの	高水準消毒	スコープ
ノンクリティカル	損傷のない皮膚と接触するもの	低水準消毒	システム装置，モニター，ワゴン，ベッド

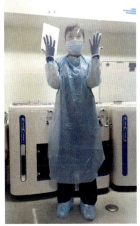

図1 個人防護具
なお，背景に写る機器は内視鏡洗浄消毒器エンドクレンズ®-S，認証番号 22000BZX00877000
（ジョンソン・エンド・ジョンソン株式会社および株式会社アマノ）

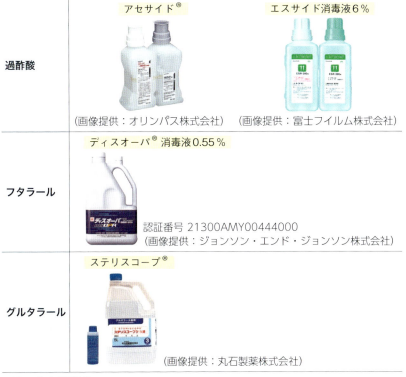

過酢酸	アセサイド®（画像提供：オリンパス株式会社）	エスサイド消毒液6％（画像提供：富士フイルム株式会社）
フタラール	ディスオーパ® 消毒液0.55％ 認証番号 21300AMY00444000（画像提供：ジョンソン・エンド・ジョンソン株式会社）	
グルタラール	ステリスコープ®（画像提供：丸石製薬株式会社）	

図2 高水準消毒

2 洗浄と消毒

　内視鏡やデバイスの消毒や滅菌方法については「スポルティングの分類」を判断基準に用いて感染のリスク基準としています（表1）．スコープの消毒には高水準消毒（グルタラール・フタラール・過酢酸）の使用が推奨されています（図2）．洗浄・消毒・乾燥には自動洗浄消毒装置を用いることで洗浄や消毒の均一化が図れ，人体への消毒薬曝露を予防すること

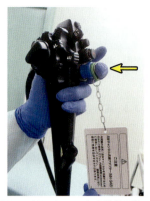
図3 AWチャンネル洗浄ボタン

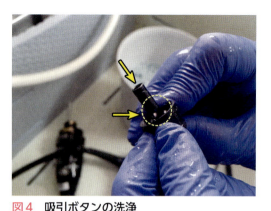
図4 吸引ボタンの洗浄
➡の2方向にブラシを通しましょう

ができます．

　一方，デバイスの取り扱いは単回使用製品（ディスポーザブル）と再生使用製品（リユーザブル）で混同してはいけません．ディスポーザブルは当然再利用を行ってはいけませんが，リユーザブルも正しい工程を経ないことには，すぐに故障したり，感染の原因となってしまいます．

1）内視鏡（スコープ）の洗浄・消毒の手順

① ベッドサイド洗浄

　抜去直後に濡れたガーゼでスコープの外表面に付着した血液や粘液を清拭し，酵素洗浄剤を200 mL以上吸引します．送気チャンネル内は，通常の送気・送水ボタンでの洗浄ができないので，AWチャンネル洗浄ボタンを使用します（図3）．

② 洗浄漕での用手洗浄

　温水の流水下で酵素系洗剤や中性洗剤を用い，柔らかいスポンジで外表面の汚れを落とします．付属品（各種ボタン，鉗子栓）は十分にもみ洗いをし，鉗子栓の蓋の部分にはブラシを通しましょう．吸引ボタンも押し込むことで横穴が見えます．縦穴と横穴の両方をしっかり洗いましょう（図4）．

③ ブラッシング

　流水または酵素系洗剤下で3方向のブラッシングが必要です．各方向からブラシを通し先端が出てきたら目視で汚れがないことを確認できるまでくり返し行います．ブラッシング方向は以下の3つです．
- 吸引ボタン取りつけ座から吸引口（鉗子チャンネル）まで（図5）
- 吸引ボタン取りつけ座から吸引口金まで
- 鉗子口入口から鉗子チャンネル分岐部まで（図6）

④ すすぎ

　十分な流水下でスコープ，チャンネル内をすすぎます．チャンネル内は専用のチャンネル洗浄装置を使用するようにします．

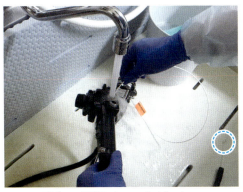

図5 吸引口（鉗子チャンネル）まで
ブラシ先端○の毛先の汚れが目視できなるまでくり返します

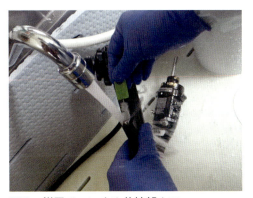

図6 鉗子チャンネル分岐部まで

⑤ 漏水検知

内視鏡自動洗浄消毒装置を用いて，漏水テスターを取り付け，表面や先端から気泡が発生しないことを確認します．ただし，損傷拡大を予防するために，用手洗浄の前に漏水テストをしておくことが望ましいです．

⑥ 自動洗浄・消毒装置による洗浄・消毒

人体への消毒薬の曝露防止，洗浄・消毒の均一化を考慮し，自動洗浄・消毒装置の使用が推奨されています．

⑦ 乾燥

水分が残っていると細菌繁殖の原因となってしまいます．70％エタノールを用いてアルコールフラッシュをした後に，十分に水分を飛ばしましょう．各種ボタン・鉗子栓は外し，スコープはハンガーに掛けて保管します．

⑧ 保管

付属品類は外し，スコープハンガーに掛けて保管します．

2）リユーザブルデバイスの洗浄・滅菌手順

① 用手洗浄

使用後はただちに酵素系洗浄剤に浸漬し，汚れが乾燥して固着してしまわないようにします．目視できる汚れは洗い流しましょう．分解ができるデバイスはすべて分解し，チャンネルがあるデバイスはチャンネル内に洗浄剤を送水します．

② 超音波洗浄

超音波洗浄器にデバイスを水浸させ目に見えない汚れを落とします．時間は30分間で，洗浄後は十分にすすぎます（図7）．

③ 潤滑剤の塗布

可動するデバイス（鉗子類，スネア，クリップなど）は，次回使用時の操作を滑らかにするように潤滑剤を塗布し，軽く拭きとります．

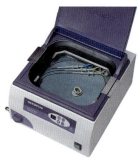
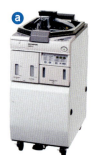
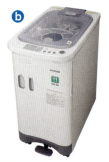
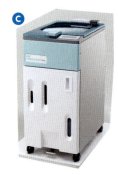

図7 超音波洗浄装置
（画像提供：オリンパス株式会社）

図8 自動洗浄・消毒装置
ⓐ OERシリーズ（画像提供：オリンパス株式会社）．
ⓑ ENDOSTREAMシリーズ（画像提供：富士フイルム株式会社）．
ⓒ エンドクレンズ® シリーズ〔内視鏡洗浄消毒器エンドクレンズ®Neo，認証番号 228AHBZX00022000（画像提供：ジョンソン・エンド・ジョンソン株式会社および株式会社アマノ）〕．

④パッキング

デバイスの表面，チャンネル内の水分を十二分に取り除いた後に滅菌バッグに包装します．

⑤高圧蒸気滅菌

高圧蒸気で行うことで，水分を蒸発させ滅菌することができます．ガス滅菌では細部までの滅菌ができません．

3 自動洗浄・消毒装置（図8）

自動洗浄といっても事前のベッドサイド洗浄と用手洗浄・各チャンネルのブラッシングを行ってから使用することが前提となります．以下のように各メーカーの装置によって消毒剤が異なります．

1）過酢酸

- オリンパス株式会社…OERシリーズ
- 富士フイルム株式会社…ENDOSTREAMシリーズ

2）フタラールおよびグルタラール

- ジョンソン・エンド・ジョンソン株式会社…エンドクレンズ® シリーズ（内視鏡洗浄消毒器エンドクレンズ®Neo，認証番号 228AHBZX00022000）

洗浄や消毒の効果に疑いをもつ場合（接続のチューブが外れていた，など）は消毒未施行とみなし，洗浄の工程からやり直す必要があります．

また，フィルター交換は各メーカーの推奨基準に従いましょう．

■ 文 献

1）「ナースのためのやさしくわかる内視鏡検査・治療・ケア」（工藤進英/監），ナツメ社，2013
2）「大圃組はやっている！！消化器内視鏡の機器・器具・デバイスはこう使え！」（大圃 研/編），金芳堂，2017

〈佐藤貴幸，大圃　研〉

第1章 内視鏡室でマストな知識

⑥ 内視鏡室のレイアウト

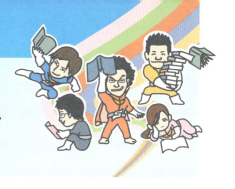

0 はじめに

　内視鏡室では患者さんをはじめ，スタッフやスコープの運搬など，人や機器が幾度となく行きかいます．また，検査室内では内視鏡システム・検査ベッド・患者監視モニターなどが置かれ，配置1つで検査のやりやすさは変わってきます．ここでは内視鏡室のレイアウトについて，感染予防と安全の観点から解説していきます．

1 内視鏡センターの動線（図1）

　主な動線は患者さん・スタッフ・スコープに大別されます．

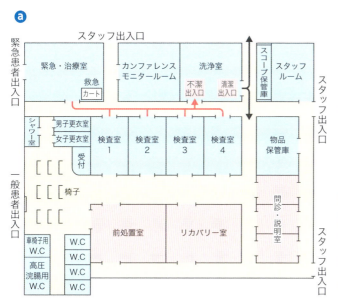

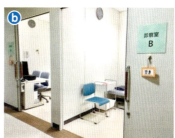

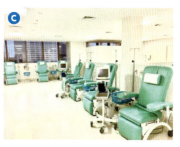

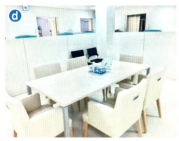

図1　内視鏡センターの一例
ⓐ見取り図　➡ が不潔物品の動線，➡ が清潔物品の動線．ⓑ問診・説明室，ⓒリカバリー室，ⓓ前処置スペース．

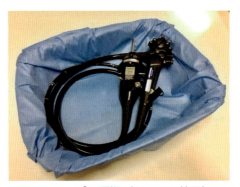

図2　スコープの運搬（コンテナ使用）
運搬時は蓋やシーツで包むなどして，汚染を回避する

1）患者さんの動線

　患者さんの動線とスタッフ・スコープの動線が別であることが理想です．患者さんの移動をわかりやすく，動線を少なくしてあげることも重要です．また，個人情報やプライバシーが守られるように問診や検査説明は専用の場所があるとよいでしょう．緊急・治療内視鏡室は一般患者入り口と別に設け，ストレッチャーのままでも入室可能にします．

2）スタッフの動線

　スタッフの動線はスタッフ間の連携を図りやすいようにかつプライバシーにも配慮して，考案します．

3）スコープの動線

　スコープの動線は清潔と汚染が交差しないように一方通行にすることが望ましいです．持ち運びにはコンテナケースや袋で包むことで周囲の汚染を回避します（図2）．
　また，使用後のスコープはなるべく手渡しで行い周囲への汚染を回避します．人員的に不可能な場合はハンガーを使用しますが，2台以上用意し，清潔用・不潔用で分けるとよいでしょう．また，洗浄室内も清潔エリアと不潔エリアに分けて，出入り口を区別することが望ましいです．

2　内視鏡室のレイアウト（図3, 4）

　検査・治療中の安全管理として，内視鏡画面，患者監視モニター，高周波装置などのモニター類は術者の立ち位置から見渡せる配置が理想です．原則モニタリングは，介助者およびナースが行いますが，術者自身でも確認を行うことがあるので，すべての画面やモニター類が，術者から正面方向に向いていることが重要です．背面や横にモニターがあると首を回す必要があり，術者の視野が内視鏡画面から外れてしまい，またスコープ操作の細かいブレも生じてしまいます．正面であれば目線を動かすだけですばやく確認ができるので，スコープ操作のブレも予防できます．細かいことかもしれませんが，いかに術者のストレスを減らし

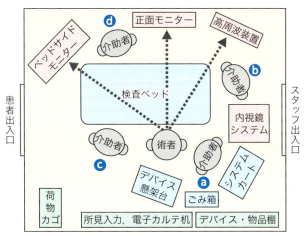

図3　検査室レイアウト

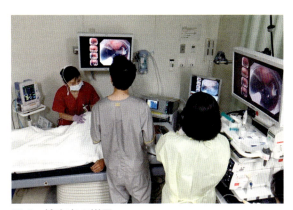

図4　検査室の様子

てあげるかというのも内視鏡介助の大きな役割です．

3 立ち位置

　術者と介助者の間に介在するものがなく，患者さんの体の上で，デバイスの受け渡しが行われないようにすることが大切です．特に上部内視鏡検査の場合には，患者さんの頭上でデバイスの出し入れが行われることになるので，デバイスの落下や，検査薬や消化液がはねるリスクがあります．以上のことから，当院では介助者の基本配置位置は，術者の右後ろとしています（図3 ⓐ）．術者と同じ目線にたって，内視鏡モニター，ベッドサイドモニター，高周波設定などすべて把握できますし，デバイスの受け渡しもスムーズにできます．また，周囲に内視鏡システム，システムカート，感染物用のごみ箱，デバイスの懸架台も配置できるので，デバイスの出し入れのみならず，ガーゼや色素の用意，タンクの水の補充，ポリープキャッチャーの着脱などあらゆる処置を無駄な動きなく行うことができます．

他にもスタッフの人数に合わせた配置の例をご紹介します．

- 例1：介助者1人＋ナース（外回り）1人の場合
  - 介助者は基本的に術者の右後ろに配置（図3 ⓐ）．ナース（外回り）は患者さんへの声掛け，タッチング，腹部圧迫，体位変換の介助など状況に応じて立ち位置を固定せず，適宜動くようにします（図3 ⓑ〜ⓓ）．
- 例2：介助者1人の場合
  - 前述の状況に応じて図3 ⓐ〜ⓓのポジションを適宜移動します．ただし，処置介助が必要になる場合には，図3 ⓐの位置につくこと．ヘルプが必要な場合は，無理はせずにナースをコールして落ち着いた状況で検査をするようにすることが望ましいです．

ホメられポイント

術者から指示が入るたびにあれこれ動き回る介助者は，まだまだ"できる"介助者とはいえません．どっしりと同位置で立ちふるまうことができるのが理想でしょう．一方，外回りをする場合は，術者・介助者が処置に集中できるように，動いてあげることが大切です．これぞチームワークですね．

〈志賀拓也，大圃　研〉

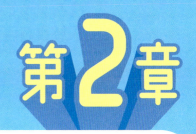

第2章

内視鏡介助の ポイント

これができれば褒められる！

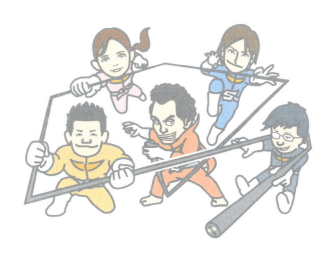

第2章 内視鏡介助のポイント 〜これができれば褒められる！〜

①内視鏡検査

1 内視鏡検査の基礎知識

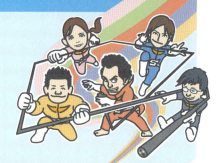

1 検査前

内視鏡検査前には以下の項目を確認します．

1）問診・患者状態の把握・その他情報収集

検査前には基礎疾患の有無や内服薬，当日の全身状態の確認を行います（詳細は第3章-①-1を参照）．

2）スコープ・必要物品・薬剤の準備（図1）

検査目的や患者さんの背景に合わせて準備を行う必要があります．上部内視鏡検査であれば経口なのか経鼻なのか，下部内視鏡検査であれば前回挿入困難例などの情報をもとにスコープを選択し，生検や色素撒布を追加で行う場合も想定し，物品の準備と残数確認を行います．鎮静希望の患者さんには鎮静指示書に沿った薬剤の準備をします．

3）タイムアウト

検査直前にはその場にいるスタッフ全員でタイムアウトを行うことが望ましいです（第3章-①-3を参照）．患者情報・休薬情報・鎮静薬の使用・生検や拡大観察などの有無を確認することで，内視鏡室で起こりやすいインシデントを未然に防ぐことが期待できます．

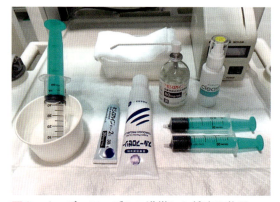

図1 オーバーテーブルに準備した検査用物品

4）ベッドサイドモニター・救急カート・酸素投与や吸引の準備

基礎疾患や鎮静薬使用などリスクのある患者さんのバイタルチェックはもちろんのこと，いかなるときも急変対応が迅速に行えるよう備えておかなければいけません．定期的に急変時対応シミュレーションや，救急カートの中身確認を行いましょう．

2 検査中

1）検査の流れ

① 上部消化管内視鏡検査

- 咽頭麻酔（詳しくは第1章-③を参照）が完了したら，検査ベッドに左側臥位になり，マウスピースを噛んでもらいます．このとき衣服が汚れないように吸水シーツで覆うとよいでしょう．また，検査中のスコープ噛まれ防止のためにマウスピースはしっかりと固定します（図2）．
- 内視鏡の先端に潤滑剤を塗布し，患者さんへ挿入します．咽頭通過時の苦痛を軽減してあげるため声掛けやタッチングを行いましょう（詳細は第3章-②-4を参照）．
- 観察は一般的に以下の手順で行われます（図3）．
  ①咽頭・喉頭を観察し，左梨状窩から挿入していきます．最近では，内視鏡システムの性能がよくなり，特殊光観察下でも明るさが保たれるため，挿入の段階から使用するのが主流になってきています（図3❶）．
  ②食道を観察します．挿入直後の反射が強い場合は，観察の前にいったん休憩し，声掛けや消泡液を撒布するなどし，落ち着いたところで再度挿入をはじめます．なかなか落ち着かない場合は抜去時に観察するようにします（図3❷）．
  ③食道・胃接合部を観察します．接合部は息を大きく吸ってもらうことで横隔膜が下がり観察がしやすくなります（図3❸）．
  ④幽門輪を越えて十二指腸の観察を行います（図3❹）．このときにスコープをプッシュしたり，下行部でストレッチしたりと患者さんには辛い動作が続きます．声がけを忘れないようにしましょう．
  ⑤前庭部の観察をします（図3❺）．蠕動運動が強い場合は鎮痙薬を使用するか，幽門輪をなぞるようにペパーミントオイルを撒布します．
  ⑥胃角部から体上部小彎を観察します（図3❻）．ピロリ菌非感染の胃では胃角でRAC（regular arrangement of collecting venules）が視認されるため，RACの有無は観察と撮影のポイントとな

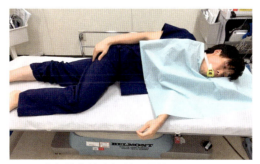

図2　上部消化管内視鏡の体位

ります．また，噴門部周辺はスコープによってブラインドになってしまうため，スコープを左右に振って見落としがないようにします．

⑦穹窿部を観察します（図3❼）．ここではスコープをJターンからUターンにします（スコープの軸を回転させます）．これまでは内視鏡画面の左側が前壁，右側が後壁でしたが，このビューでは前後壁が逆になります．

⑧体部を観察します（図3❽）．大彎のひだの間は送気によって観察が可能になります．患者さんに声掛けをしつつ，見落としがないようにしっかり送気して観察します．また粘液が付着している場合は洗浄水で洗い流します．

胃内の空気を抜いて，食道を引き抜きながら観察し終了します．

② 下部消化管内視鏡検査

- 検査台に左側臥位で寝てもらい，直腸診と潤滑剤の塗布を行います．緊張によって肛門に力が入ってしまう患者さんには，息を吐いてもらうようにしましょう．
- スコープに潤滑剤を塗布し，患者さんへ声掛けをしつつゆっくり挿入をはじめます（第3章-③-3を参照）．
- 挿入のポイントを以下に示します．

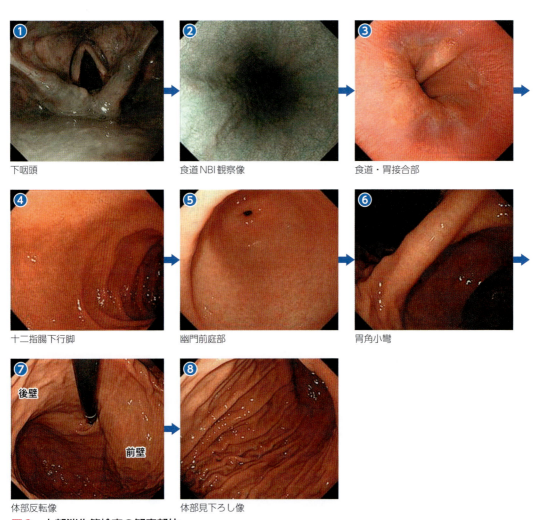

図3　上部消化管検査の観察部位

- ▶ 腸管を過度に伸展させないよう，ひだを畳むように腸管を短縮し，直線化して挿入します
- ▶ 過送気状態では短縮が困難なため，送気は最小限におさえます．
- ▶ 用手圧迫や体位変換を用いてスコープがたわまないようにします（第3章-③-4，第3章-③-5を参照）．
- ▶ 挿入困難な場合は無理にプッシュせず，細径スコープへの変更やバルーン内視鏡の使用を検討します．
- ● 観察のポイントを以下に示します．
  - ▶ 腸管内の洗浄をしっかりと行います．残渣や気泡が多くみられる場合は見落としに直結するため洗浄液で洗浄し，しっかり吸引します．
  - ▶ ひだの裏や彎曲部などの死角を意識して観察します．反転観察や体位変換が有効です．
- ● 大腸の部位と観察時の特徴を（図4）に示します（詳細な解剖は第1章-②を参照）．

2）生検

検査で組織診断が必要とされる場合に行います．生検鉗子・ホルマリン液・ろ紙・鑷子を

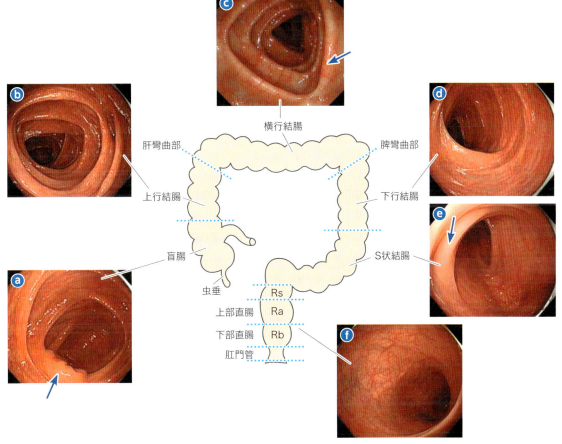

図4　下部内視鏡検査の観察部位
ⓐ盲腸：小腸への逆止弁である回盲弁（バウヒン弁，➡）と虫垂口が観察できます．
ⓑ上行結腸：管腔が比較的広く，ひだも丈が高いのが特徴です．ひだ裏のポリープを見落とさないように注意して観察します．
ⓒ横行結腸：三角の形をしたひだ（➡）が特徴です．
ⓓ下行結腸：ひだの丈が低く，管腔も細くなってきます．
ⓔS状結腸：連続した半月ひだ（➡）が特徴です．
ⓕ直腸：管腔が広く，3つのヒューストン弁（第1章-②を参照）が観察されます．

用意し，採取した検体の入れ違いや紛失に注意し処理します．また，**ホルマリン液は劇物に指定されているため，保管・取り扱いは規定に沿って行う必要があります．**

3）色素内視鏡検査

① 色素法と色素の種類

薬剤を撒布することで病変の範囲や形態，特異的反応によって診断に活用します．色素の種類によって，**コントラスト法・染色法・反応法**に分けられます（表1）．

② 主な色素

- インジゴカルミン

青色の色素で，撒布することで表面の凹凸を強調し，範囲や形態の診断を行います（図5）．

- ヨード

食道粘膜に撒布します．ヨウ素デンプン反応によって正常粘膜は赤褐色に変色しますが，腫瘍は不染領域として観察されます（図6）．

- クリスタルバイオレット

大腸腫瘍に対しがんを疑う場合に拡大内視鏡と併用することでpit pattern（腺管開口部の形態や配列）を観察します（図7）．より精度の高い質的診断や深達度診断が行えます．

4）拡大内視鏡（図8）

スコープの拡大レバーを操作することで，先端部のアクチュエーターとよばれるピント調

表1 色素法と色素の種類

	コントラスト法	染色法	反応法
特徴	粘膜表面の凹凸を強調し，形態や病変の範囲を観察します	組織に色素液を浸潤・吸収させ，染色を観察します	色素撒布による組織の特異的反応を観察します
色素	インジゴカルミン	・トルイジンブルー ・メチレンブルー ・クリスタルバイオレット	・ヨード ・クリスタルバイオレット

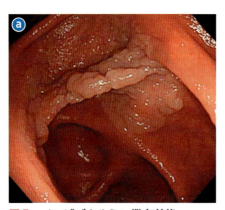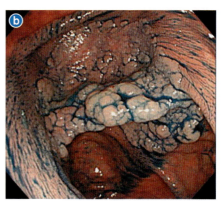

図5 インジゴカルミン撒布前後
ⓐ撒布前．退色調の隆起が見えるが範囲がやや不鮮明．ⓑ撒布後．隆起にコントラストがつくことで範囲が明瞭になります．

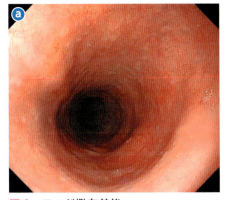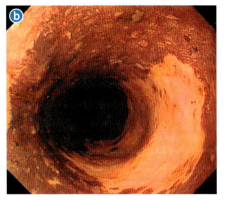

図6 ヨード撒布前後
ⓐ撒布前，ⓑ撒布後．明瞭な不染領域として確認できます．

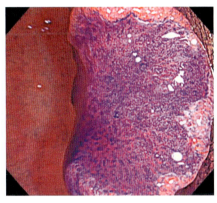

図7 早期大腸癌のクリスタルバイオレット染色
腺管開口部の不整が確認できます．

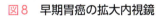

図8 早期胃癌の拡大内視鏡
ⓐNBI非拡大観察，ⓑ通常光非拡大観察，ⓒNBI拡大観察．不整な血管や粘膜模様を観察できます．

整機構が可動し倍率を拡大します（最近ではボタン式でピントの切り替えができるスコープもでています）．これによって通常では観察できない血管や粘膜模様を観察することができ，範囲診断や深達度診断に役立つ情報を得ることができます．

3 検査後

1) 患者さんへの説明

　使用した薬剤や検査・処置の内容によって，食事や運動の制限，出血のリスクについての説明が必要です．患者さんへの説明用紙を作成し，帰宅後も確認できるようにすると親切です．鎮静薬を使用した患者さんはリカバリールームへ移動し休んでもらいます（詳細は**第3章-②-1，第3章-③-1**を参照）．

2) 洗浄・片づけ

　使用したスコープをベッドサイド洗浄した後，洗浄室へ運搬します．運搬の際は周囲への汚染を防止するために，蓋付きのコンテナボックスかスコープを包める袋に入れて持ち運ぶとよいでしょう（詳細は**第1章-⑤**を参照）．

　また，使用したディスポーザブルの製品は破棄し，新しい物品を補充します．続けて違う患者さんを検査する場合は，前の患者さんの情報を確実に終了し，カルテ・組織検体などの間違いに注意します．

〈志賀拓也，大圃　研〉

第2章 内視鏡介助のポイント 〜これができれば褒められる！〜

①内視鏡検査

2 測光調整 movie

眩しい！暗い！はナイ視鏡

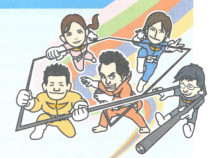

Case

術前内視鏡中の一場面

医師：…（ピッ）

介助者：？（たまに内視鏡装置のボタンを押しているけど…何やっているんだろう）

医師：…（ピッ）

介助者：送気の量でもこまめに変えているんですか？

医師：いやいや，まさか．測光を変更しているんだよ〜．ほら，こうすると全体的に明るくなって…逆にこうすると色が潰れていたところが見えるようになる…

介助者：すごい….今の内視鏡装置は想像の斜め上をいっている！

医師：おいおい（笑）どの時代で止まっているんだい？

光源装置のフロントパネルにある測光ボタン（図1）ですが，皆さん有効に切り替え，選択ができているでしょうか？常にオートで一切いじっていない…という人もいるでしょうし，先生が勝手にやるから全くいじらない人もいるのでは？ここでは測光とは何なのか，からはじまり，測光を調整することで得られる効果や実際の使用例を紹介していきます．

1 測光ってなんですか？

まずは測光が何なのかを解説していきたいと思います．測光は画面内のどの部分の明るさ

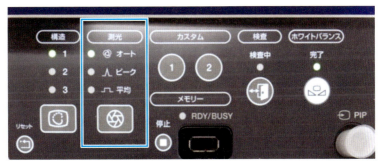

図1 プロセッサー正面フロントの測光ボタン
ビデオシステムセンターOLYMPUS CV-290．

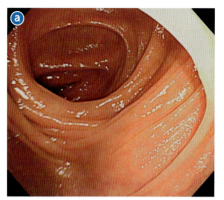 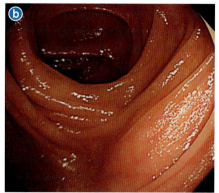

図2　下部内視鏡検査での平均とピークの違い movie①
ⓐ平均，ⓑピーク．

を基準に光量を調整するかを決定することです．流れは，スコープ先端のCCDが内視鏡画像情報をプロセッサーへ送り，プロセッサーが明るさを感知し，適切な光量になるように光源装置へ光の強さを測光モードに命令します．つまり測光は内視鏡画面の明るさを見やすいように調整してくれる便利なツールということになります．

2 測光のモードについて movie①

内視鏡画面では近接した部位と遠く離れた部位が同じ画面上に写る場合が多く見受けられますよね．ここで大事なのは**どこを観察したいか**なんです．近くを観察したいのに眩しすぎてはダメですし，逆もまた然りです．測光を調整することでこの問題は解決できますが，それにはモードによってどのような効果をもたらすのかを理解する必要があります．

1) 平均（アベレージ）

画面全体を平均的に測光します（図2a）．これによって暗い部分が明るく補正されるため，画面全体が明るくなります．画面の遠くを観察したいときや全体が暗い場合に有効なモードです．近接部位のハレーションが強く，画像が白く飛んでしまうことが多いです．

2) ピーク

画面の明るいところにあわせて測光します（図2b）．これによって明るすぎて色が飛んでいるところが補正されるため，近接部位の観察に有効なモードです．遠くの暗い部位はさらに暗くなってしまうことがあります．

3) オート

画面中央にあわせて測光します．中央の被写体にあわせて自動調整してくれるため，通常検査や治療時など幅広く活用できます．しかし，たまに期待通りいかない場合もあるため，適宜，平均やピークへ変更します．

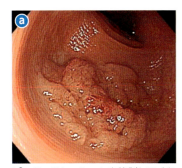 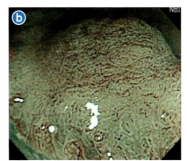 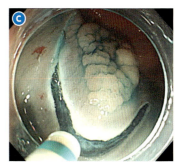

ピーク：ハレーションを抑制してくれるモードのため，主に白色光の観察に用いてます．病変の拾い上げが主な目的になってくるため，平均だと眩しく，色飛びが起きてしまうためピークを用いるようにしています．

平均（アベレージ）モード：全体の光量の底上げが特徴です．NBI観察や色素撒布などで薄暗くなった場合に用いています．特にNBI観察では平均じゃないといい写真が撮れないレベルまで明るさが違うのでオススメです．他にも遠景観察時には用いるようにしています．

オートモード：画面の明るさがころころ変わる場合に用います．例えば治療などでデバイスの出し入れがある場合などでは，デバイスによってライトを遮断してしまうため画面が暗くなってしまいます．デバイスを抜き差ししてもそれに対応して光量を変更してくれるため重宝しています．

図3　当院での測光モードの使用例

お役立ちmemo

調光という言葉を聞いたことはありますか？ 測光に似ている名前ですがちょっと意味が違ってきます．測光はどこを基準に画面の明るさを決定するか判断するもの．調光はそれによって光量を調節することです．

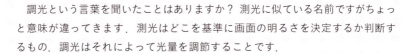

3 測光の使用例

測光モードの当院での使用例を紹介します（図3）．

ハレーションを抑制してくれるピークは主に下部内視鏡観察に用いています．ひだをかき分けることが多く，近景観察がメインになるため有用です．逆に明るさが必要となる特殊光観察や色素撒布では平均にしています．画面全体の光量が底上げされるため有用です．オートは測光ポイントを画面中央に合わせて自動調整してくれるので，デバイスの抜き差しが多い治療時に主に用いています．

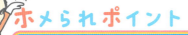

「平均」で拡大観察して，内視鏡治療にそのまま移行するというのはよくある流れですよね．デバイスが出てきた瞬間ハレーションにならないように，デバイスの出し入れ時にさりげなく「オート」に変えてあげましょう．

〈志賀拓也，大圃　研〉

第2章 内視鏡介助のポイント 〜これができれば褒められる！〜

①内視鏡検査

3 介助の基礎 movie
デバイス受け渡しと操作

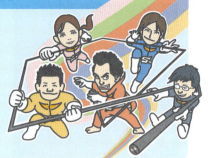

Case

受け渡しと操作に気を配らないと…

医師：よしEMRいこう！ 局注ちょうだい．
介助者：はい！
医師：…（シースが垂れ下がっていて挿入しにくい…）
〜〜〜局注後〜〜〜
医師：OK，じゃあスネアかけるよ〜．開いて〜．
介助者：はい！（ボンッ！）
医師：…（うわっ！ 急に開きすぎ！）．閉じて〜．
介助者：はい！（シャン！）
医師：うん．返事だけは100点だね．

0 はじめに

　たかがデバイスの受け渡しですが，されど受け渡し！ 動作の一つひとつにセンスを求められるのが内視鏡介助です．ここではデバイスの受け渡しと開閉に関するポイントと，ちょっとしたテクニックを紹介します．

1 デバイスの受け渡しのポイント

1) デバイスの先端は20〜60 mmで渡すべし！

　デバイスを受け取って鉗子口に挿入するときに，長すぎても短すぎても入れにくいのは想像できると思います．ではどのくらいの位置がよいのでしょうか？ ペンを持つときを想像してみてください．ほとんどのペンは**先端から20〜60 mmの位置**にグリップがあります．まさしくこの幅がペン先をコントロールするのに適した位置なんですよね．デバイスの挿入も一緒でこの幅で術者が受け取れるようにパスしてあげるのが一番鉗子口に挿入しやすいのです（図1）．

2）シース挿入中も暇じゃない

　　シースをスコープに挿入している間，ほんの数秒ですがシース先端が内視鏡画面に現れるまで時間があります．ぜひともこの数秒をものにしてください．術者は間髪入れずに処置をしたいと思っているのです．つまり，たかが1，2秒，されど1，2秒！ この1，2秒の差が大きいのです．介助者は鉗子が入っていくのをぼーっと眺めているのではなく，神経を張り巡らせましょう．アシストの積み重ねが術者のストレス軽減になるのです．例えばガーゼをとる，シリンジを接続する，Aコード（高周波装置のアクティブコード）を接続する，測光を切り替えるetc...ですが，このときCaseにあるようにシースが垂れ下がってはナンセンスです．シースも鉗子口に挿入しやすい角度を維持しながら他の何かをするテクニックを図2と movie❷ で紹介します．ぜひトライしてみてください．

3）デバイスの抜去はキンクに注意

　　抜去時の引き抜き方が悪いとデバイスがキンクしてしまいます．キンクによって薬液のルー

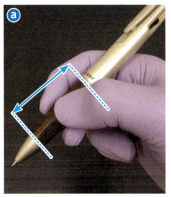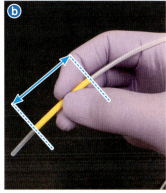

図1　デバイスをパスしたい理想的な位置
ⓐペンを持つとき，ⓑデバイスを持つとき，どちらも先端から20〜60 mmにグリップがきます．

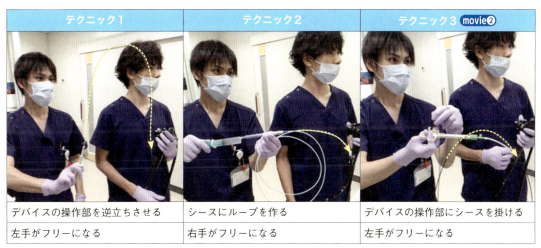

テクニック1	テクニック2	テクニック3 movie❷
デバイスの操作部を逆立ちさせる	シースにループを作る	デバイスの操作部にシースを掛ける
左手がフリーになる	右手がフリーになる	左手がフリーになる

図2　シースの挿入を補助しつつ他の作業を行うテクニック

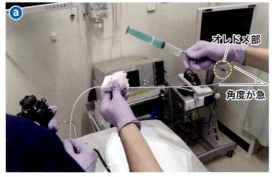 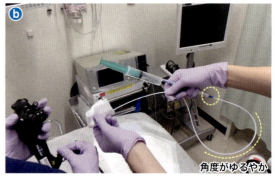

図3　デバイスの抜去
ⓐデバイスのオレドメ部に負荷がかかる抜去，ⓑキンクをさせない抜去法．

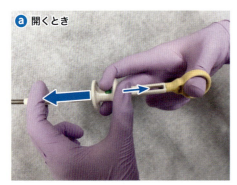 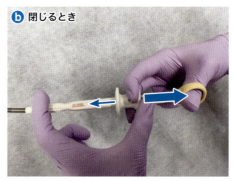

図4　両手法によるデバイス操作
逆の力も加えることでデバイスの緩急を抑制し，動作を一定にコントロールできます．

トが潰れたり，開閉・回転性能が低下したりと多大な弊害が生じます．一番キンクしやすい操作部と挿入部の境目であるオレドメ部にテンションがかからないように，ループを形成させて抜去するようにしましょう（図3）．

2 デバイスの開閉のポイント

ベクトルの加法で開閉をコントロール

　好みが分かれるところではありますが，デバイスのコントロールは両手法をオススメします．両手を使うメリットは，**デバイス操作の意図しない緩急を抑えてくれる**ところにあります（図4）．こんな経験はないでしょうか？　スネアが急に大きく開いたり，クリップが急に飛び出たり…．スコープのループや彎曲，リユーザブルデバイスの劣化具合によっては状況によってハンドル操作の抵抗が変わってくるのでこのようなことが起こってしまいます．そこで活用できるのが両手法です．図4のように開く力と閉じる力の足し算でデバイスを操作する（逆の力もかけてあげる）ことで，抵抗の変化による影響がおさえられ，一定のスピードで動かすことが可能になります．

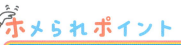
ホメられポイント

　デバイスの受け渡しの理想形は，デバイスを受け取った後に持ち変えることなく，次の操作が可能なことです．持ち変える必要があるということは，術者が望んでいる受け渡し方法ではないということです．術者とシンクロして，持ち変えさせない受け渡しを心がけましょう．

〈志賀拓也，大圃　研〉

第2章 内視鏡介助のポイント ～これができれば褒められる！～

①内視鏡検査

4 マーキング点墨 movie

美しい水まんじゅうのつくり方

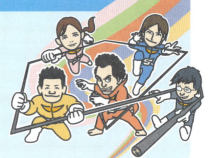

Case

オペ術前内視鏡での一場面

医師：…ふむふむ．じゃあ点墨マーキングして終了にしよう．
介助者：わかりました～．はい，針です．
医師：よ～し，ここでよろしく．
介助者：いきま～す！（墨汁ドバーーー）
医師：うわっ！ 墨汁が腸管内にたくさん漏れちゃった…．これちゃんと粘膜下層に入ってるのかな？ 真っ黒でわかんないや．

　点墨といってもじつは奥が深いのです．点墨の目的から，どんな点墨が理想的なのか一緒に考えていきましょう．

1 理想的な点墨って？

　点墨の目的はもちろんマーキングですよね．オペ（大腸切除術）の術前だったり，大腸ESDを行っている施設ではESD術前に使用することもあるでしょう．
　オペのときは，点墨は腸管外から視認します．点墨の前に重力方向を確認して，点墨の位置を把握しやすいように，できるだけ腹側に，かつ病変に近いところに点墨をしてあげるのが理想的です．
　ESDではもちろん，腸管内から点墨を見ることになります．ですので特に腹側に拘る必要はないのですが，病変に近すぎると墨汁が拡がって病変の下まで行きわたることがあります．当院では病変の対側かつ2ひだ程度離して点墨しています．
　両方に共通していえることは墨汁や生理食塩水を入れすぎないということです．実際にESDするときに真っ黒で何が何だか…（図1）なんてことがあっては元も子もありませんからね（汗）．

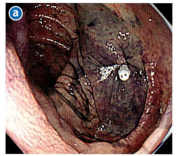
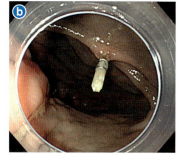
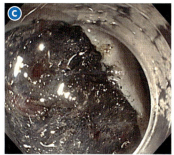

図1 ダメな点墨の例
ⓐ 術前検査にてマーキングクリップを中心に半周に及ぶ点墨局注が入ってしまいました（手前が病変）．
ⓑ 治療当日，腸管全周が真っ黒になってしまっています（点墨の墨が手前の病変までに及んでいます）．
ⓒ 粘膜切開を行うと，粘膜下層が真っ黒で血管や層の視認が非常に悪いです．

2 実際どうしたらいいのかな？

　点墨は確実な粘膜下層への狙撃がとても重要です．突き抜けて腹腔内に漏れてしまったり，漏れて腸管内を真っ黒にしてしまったりしたらリカバーできません．そこでおすすめなのが，じかに墨汁を局注せずに墨汁を生理食塩水で挟んであげるサンドイッチ点墨です．墨汁を注入する前に粘膜下層に生理食塩水で膨隆をつくっておくことで，腸間膜内や腹腔内撒布を予防できます．

　以下サンドイッチ点墨の手順です movie❸．

①点墨したいところに生理食塩水で粘膜下層に局注を行います．ここでの局注はごく少量のみで，あくまでも粘膜下層の確認になります．
②シリンジを墨汁に付け替え0.2 mL注入します．
③再度シリンジを生理食塩水に付け替え，墨汁の色がつくまで注入していきます．
④ピンポイントで無駄のない点墨の完成です（図2）．

お役立ちmemo

　当院ではオペの術前では前述の手順で行っていますが，ESDの術前では③の注入の前に一度粘膜から局注針を抜いて生理食塩水を1 mL捨てています．理由は当院で採用している局注針はシース分の内容量が2 mL程度なのです．2 mLの局注となると，ESDの術前としてマーキングするには結構な膨隆となります．無駄な膨隆をなくすために半分の1 mLは捨てるようにしているのです．

※もし点墨専用の局注針を使用している施設でしたら，内容量が少ないので捨てずともほどよい点墨が可能です．

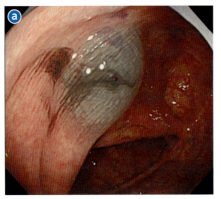 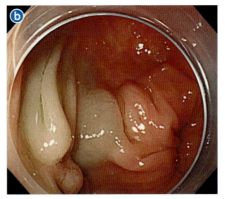

図2　良い点墨の例
ⓐESD術前内視鏡時の点墨，ⓑ3週間後のESD当日の点墨の様子．

ホメられポイント

　いきなり点墨を注入しても構いませんが，腸管内に墨汁は漏れて視野がとれなくなったり，逆に腸間膜内あるいは腹腔内撒布となり手術の妨げになるおそれがあります．生理食塩水で膨隆をつくってあげることで，墨汁注入の際の粘膜下への局注針の穿刺が非常に容易で確実となります．小さな親切心が大きな助けとなりますよ．

〈志賀拓也，大圃　研〉

第2章 内視鏡介助のポイント 〜これができれば褒められる！〜

①内視鏡検査

5 拡大内視鏡

先端フードの調整していますか？

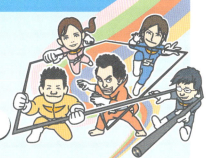

Case

早期食道がん疑いの術前検査にて

医師：うーん…，この血管．がんでみられるType B血管だな（図1）．

介助者：へ〜．拡大内視鏡だと，血管のパターンもわかるんですね．

医師：そうだよ．ほら，ここなんかさっきの血管が領域を形成してるだろう？ この大きさによって深達度診断までできちゃうんだ．

介助者：な，なんだってー！

医師：そういえば，拡大用に黒フード付けてくれたよね？ 先端の長さ調整してくれた？

介助者：え，調整とかするんですか！？

医師：領域の大きさを測定するのに，ちゃんとした指標がなければ根拠のない診断になってしまうよ…．

介助者：ガビーン！

0 はじめに

　　先端フードの長さ調整は甘くみられていますが，じつはとても重要なんです！ Caseにもあるように深達度診断にも影響があるため，今後の患者さんの治療方針や術式に直接かかわってくる要素になり得ます．ここでは先端フード調整のコツを学んでいきましょう．

1 先端黒フードの調整

　　黒フードの細かい調整は特に食道拡大内視鏡で重要です〔Caseで示したような領域（無血管野，AVA：avascular area）では食道の深達度診断に用います〕．

　　サイズを測定するには明確に基準が必要です．用意するものは1mm幅の方眼用紙です（図2）．フードには，スコープを装着する際の目安となる引っかかりがありますが，そこから微調整をしていきましょう．

　　レバー式の拡大スコープを使用する場合は，最大倍率（フルズーム）にして方眼用紙を観察したとき，GIF-H290Z（オリンパス株式会社）で横幅4.75mm，GIF-H260Z（オリンパ

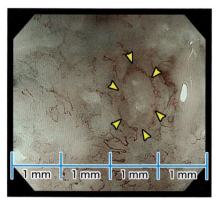
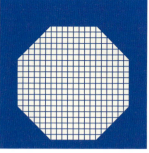
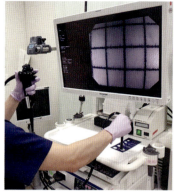

図1 食道拡大NBI観察AVA-middle
 (GIF-H260Z使用)
突出長調整にて画面横幅4mmが確定していれば，▷で囲まれた領域の長径は約1.5mmと計測できます．

図2 突出長確認チャート
1mm幅の方眼用紙．

図3 突出長を調整しているところ

ス株式会社）で横幅4mmになるように調整していきます．「調整済みだよ！」の意味を込めて，1枚撮影しておけば，所見に貼り付けもできますし，読影時の指標にもなりますね（図3）．また，食道以外でも微小胃癌（5mm以下）の範疇なのかといった判断にも使えます．

2 治療用透明フードの調整

　これは術者の好みにだいぶ影響を受けますが，突出長の他に"どの位置を突出させるか"といった，突出位置を微調整するテクニックがあります．ESDの例で例えると，治療用の透明フードは粘膜を押さえつけたり，めくったりするトラクションの役割をもちますが，例えば，当院では鉗子出口の突出長を少し長めに調整することで，粘膜を下へ引っ張る力が加わりやすくしています．重力や剥離の方向によってトラクションをかけたい方向が違ってきます．粘膜を下に引っ張りたい場合は鉗子出口付近が長くなるよう調整し，粘膜を上に持ち上げたい場合は，対物レンズ付近が長くなるよう調整します（図4）．調整といっても1～2mm程度にはなってきますが，内視鏡治療における数mmは微差でありながら大差なのです．痒いところに手が届くか届かないかの状況を打壊する微妙なスペースをつくれるかは，あなたのサポート次第です！

3 側孔付きフードの調整

　側孔の位置調整…，さまざまな都市伝説がありますよね．内視鏡画面の12時方向？ 送水ノズルの噴射方向？ 対物レンズ付近？ どれも正解のようですが，メーカー推奨は"鉗子出口の対側"となっています．理由は鉗子出口から吸引を行うため，その対側が一番水掃けが悪いから…です．ほとんどのスコープは鉗子出口の対側に対物レンズがあるので，対物レン

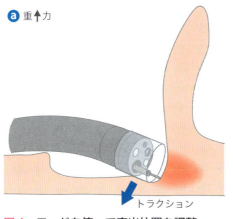
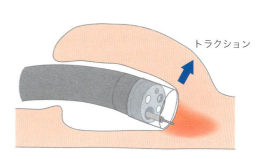

図4 フードを使って突出位置を調整

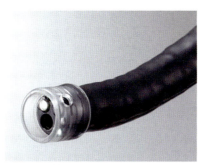

図5 側孔付きフードの穴の位置
(画像提供：オリンパス株式会社)

ズ付近も正解でしょうか．いずれにせよ水掃けをよくするための孔なので，それをふまえて調整しましょう（図5）．

お役立ちmemo

　フード，キャップなど名称が混同していますよね．実際，われわれも透明フード，黒フードとよんでいますが，正式には透明フード（ディスポ）は，「先端アタッチメント」，透明フード（リユース）は「透明キャップ」，黒フードは「先端フード」です（オリンパス株式会社製品の場合）．皆さん知ってました？？

ホメられポイント

　フードには透明または黒だけでなく，サイズ，突出長の違いでたくさんの種類があります．どのスコープにどのフードが合うのか把握することも大切です．開封後スコープとフードが合わない…なんてことのないように．

■ **文　献**

1）石原 立，飯石浩康：表在食道癌の拡大内視鏡診断〜日本食道学会分類に則った血管構造の読み方〜．日本消化器内視鏡学会雑誌，56, 3818-3826, 2014
2）「上部消化管内視鏡診断マル秘ノート」（野中康一，他／著），医学書院，2016

〈志賀拓也，大圃　研〉

第2章 内視鏡介助のポイント ～これができれば褒められる！～

①内視鏡検査

6 生検介助 movie

ナメてはいけない検体取扱．鉗子も回せる

Case

医師：よし！ 最後に気になったところを生検して検査終了にしましょう．
介助者：はい！
医師：じゃ，ここで開いて～．はい閉じて～．
介助者：えいっ！（シュッ！）
医師：あわわ…そんなに速く閉じたら十分な組織が採取できないよ～．
介助者：速い方がたくさんつかめると思って．
医師：逆，逆～！ じんわり閉じた方が，鉗子が滑らずしっかりキャッチできるんだよ．

0 はじめに

　日常の検査で介助する機会の多い生検ですが，じつは奥が深かったりするんです．あなたの生検介助によって患者さんの確定診断や治療方針が決まるということを念頭において臨みましょう．ここでは，組織採取時のコツやその後の取り扱いまで，ポイントを解説していきます．

1 検体採取時のポイント

1) 挫滅の少ない十分な検体を採取するには…

　診断に有効な検体を採取するには以下の4つがポイントとなってきます．
①鉗子を病変に対してできるだけ垂直に当てて，鉗子先端を少し病変（生検目的部位）に押し付ける（図1）．
②接線になってしまう場合，組織が固い場合などは針付き鉗子や鰐口鉗子を考慮する（図2）．
③脱気することで粘膜を鉗子のカップ内に引き込み，それに同調させて鉗子をゆっくりと閉じることでカップが滑るのを防ぐ．
④どうしても条件が悪いときはスコープにフードを付けたり，側視鏡に入れ替える．
　スコープの操作性や視野が悪いとき，蠕動で狙撃しにくい場合などの悪条件でも有効な組織生検ができるよう，介助者はたくさんの引き出しを用意しておき，場合によっては術者の

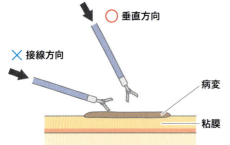

図1 病変に対する生検鉗子の角度

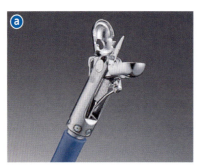 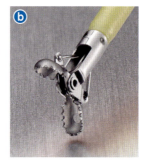

図2 特殊な生検鉗子
ⓐ針付き鉗子（画像提供：オリンパス株式会社），ⓑ鰐口鉗子（画像提供：ボストン・サイエンティフィック ジャパン株式会社）．

耳元で囁いてあげる必要もあります．

お役立ちmemo

じつは生検鉗子も回せるって知っていますか？ 鉗子を開いたときに「え〜この方向に開くの〜？（T_T）」てことありますよね．そんなときは鉗子栓の近くでシースにトルクをかけてみましょう．すると…なんということでしょう〜鉗子のカップが回ったではありませんか！ これぞ匠のビフォー・アフター！ **movie④**

2）恋のA.B.C？ 生検のA.B.C？

　恋にも順序があるように，生検にも採取する順序があります．同一病変から複数個の検体を採取する場合，生検によって生じた出血によって病変が隠れてしまわないように，重力方向の下流から採取します（図3）．例えば胃の場合（患者左側臥位）では，「**口側・大彎側**」からが原則です．覚えておきましょう．

3）陰性生検って？

　皆さんは**陰性生検**（negative biopsy）を知っているでしょうか？ 病変の範囲診断が内視鏡観察のみでは難しい場合，病変の周囲から複数個生検をして"ここまでは正常な組織"として病理学的に範囲を判断することを目的としています．もちろんこのときも重力方向を考慮するのは当然ですが，非腫瘍組織と腫瘍組織がコンタミネーション（混入）しないように

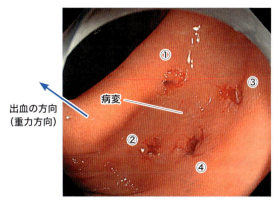

図3 ピロリ未感染の胃にできた未分化胃がんへの陰性生検と生検の順序

正常組織から生検していき，最後に病変を生検します．ここでのポイントは生検後に毎回鉗子をすすぐことです．カップに残存した組織が付着したまま生検を続けると陰性生検部位が偽陽性になってしまい，範囲診断を間違うおそれがありますからね．

お役立ちmemo

病変を見つけたら必ず生検は必要でしょうか？？ 大腸や食道においては，生検による線維化で内視鏡切除そのものが困難になることを経験します．そんなときはあえて生検をしない選択や，経鼻用の小さいカップの鉗子を用いることで対処したりします．"その生検，本当に必要？" 立ち止まって考えることが大切ですね．

2 検体取扱のポイント

1）乾燥にはご用心

せっかく採取した検体が乾燥してしまうと病理で診断がつかなくなってします．検体はすぐにホルマリン瓶に入れてフタをしましょう．すぐにホルマリン固定できないときは，生理食塩水に浸したり生理食塩水ガーゼで包みます．ただし，他者から誤って破棄されるリスクがありますので，検査終了後に早急に対応しましょう．

2）検体をとり違えないために…

検体取り違いの原因は主に，患者さんの取り違い，検体容器への名前書き間違い，文字不鮮明，病理ラベル貼り間違いがあります．内視鏡室全体でダブルチェックなどを行い，インシデントを防止しましょう．

お役立ちmemo

皆さんの施設のホルマリンは何色でしょうか？ 普通は無色透明ですが，生理食塩液と間違えてしまう危険があります．気づかずそのままにしておくと検体が腐ってしまうんですΣ(ﾟДﾟ) 当院ではホルマリンにインジゴカルミンで薄く青色に着色してもらっています（図4）．施設によっては女子力の高いピンク色だったりするようですよ(*^^*)

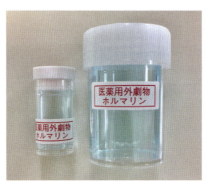

図4　着色されたホルマリン

ホメられポイント

内視鏡医は，処置に集中してときにルーチンを忘れるものです．生検すると出血を起こしてしまい，出血後の内視鏡写真を後から見返して役に立たないことも多いです．また，複数個生検した場合，病変（内外）のどこから生検したかが重要です．なので，生検前後の病変の写真を記録しておくことがとても大事です．うっかり先生には「先生，写真撮りました？？」と声掛けしてあげてください．

文　献

1）赤松泰次，他：消化管生検の基本．消化器内視鏡，27，903-905，2015
2）野沢祐一：検体間違いへの対策・生検消失癌が疑われた場合の対応．消化器内視鏡，27，946-947，2015
3）「技師＆ナースのための消化器内視鏡ガイド 改訂第2版」（田村君英/編），pp207-214，学研メディカル秀潤社，2017

〈志賀拓也，大圃　研〉

第2章 内視鏡介助のポイント 〜これができれば褒められる！〜

①内視鏡検査

7 色素内視鏡

部位と目的によって狙い撃ち！

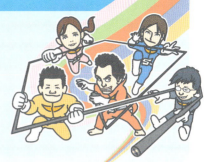

Case

上部消化管内視鏡にて

医師：お？ 不正な陥凹….周りが平坦に隆起しているように見えるが，いまいち範囲がよくわからないな（ここは色素を撒いてみるか…，図1）．
おーい．色素撒布するから，インジゴちょうだい．

介助者：はーい！（色素ブシャー）

医師：なんじゃこりゃ〜！？ 色が濃くて余計わからん！（図2）

介助者：濃いほうがコントラストつくと思って原液を用意しました….

医師：色素は状況によって濃度や混ぜるものを調整するのです！

介助者：あきらめたらそこで検査終了ですよ？

医師：いや，そういう問題じゃ….

0 はじめに

　内視鏡検査に馴染み深い色素撒布ですが，ただ撒くだけではかえって観察しにくくなる場合もあることを知っておきましょう．色素撒布の目的は診断能の向上，すなわち通常観察で不十分なときの手助けツールです．ここでは観察をしやすくするためのポイントをおさえていきましょう．

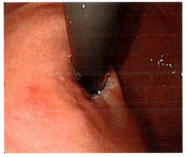

図1　インジゴカルミン撒布前の病変

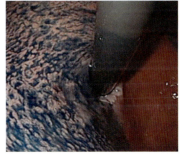

図2　インジゴカルミン0.4％撒布でわかりづらくなった様子

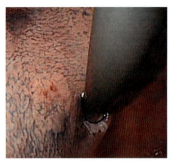
図3 希釈されたインジゴカルミンによる程よいコントラスト

1 部位によって濃さを調整する

　インジゴカルミンは濃い青色の色素で，凹凸を強調することで病変を見やすくします（コントラスト法）．Caseのように胃内に原液を撒布してしまうと，濃すぎて粘調性が高くなり，逆に凹凸がわかりにくくなってしまいます．筆者の施設では0.4％のインジゴカルミンを洗浄用ガスコン水で約4倍に薄めて（5 mLインジゴ原液＋15 mLガスコン水）から撒布しています．こうすることで観察に適したほどよいコントラストが浮かび上がります（図3）．
　逆に大腸で使用する場合は観察時には2倍希釈（5 mLインジゴ原液＋5 mLガスコン水）で使用します．大腸は腸液や洗浄液によって薄くなりすぎてしまうためです．一方，治療内視鏡時には，濃いインジゴは時間とともに粘調性が出て邪魔になるときがあるので，さらに薄めて撒いています．

2 目的によって濃さを調整する

　ルゴールはその刺激の強さから，患者さんが胸焼けを訴える場合がありますし，誤嚥やアレルギーなど，使用前・中にも注意が必要な薬剤であることはいうまでもありませんね．濃ければ当然患者さんへの刺激が強くなりますし，じつは組織自体が障害を起こして病変の見え方が変わったりするのです．筆者の施設では，院内製剤で1.5％ルゴールを調製してもらい，治療以外の食道の診断にはできるだけ刺激が少なくなるように，濃度半分の0.75％に薄めて観察・診断を行います．そしていざ内視鏡治療（ESDなど）をする場合は，最終のルゴール撒布から1カ月以上期間を空けること（上皮障害の影響を考慮）と，当日は不明瞭な病変では2％ルゴール（範囲をしっかり見極めるため）を撒布しています．図4に示しますが，濃度が薄くなっても不染の観察は十分できますし，もしもう少し濃く染めたいと思ったら重ねて撒布をすると徐々に濃くなってきます．

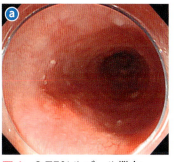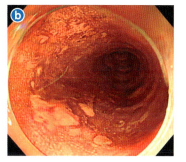

図4　0.75%ルゴール撒布
ⓐ撒布前，ⓑ撒布後．0.75％でも十分に不染帯を視認できます．

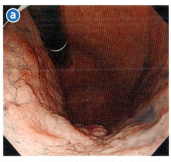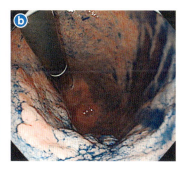

図5　AIM撒布後の内視鏡画像
ⓐインジゴカルミンのみ撒布，ⓑAIM撒布の比較．コントラストと色調変化によって境界がより明瞭になります．

3 色素を一工夫！ レッツ・ラ・まぜまぜ

1）ガスコン®ドロップ

　これは多くの施設が実践しているのではないでしょうか？ インジゴカルミンにガスコン®ドロップを少量混ぜることによって，撒布した際の泡立ちがなくなります．

2）酢酸

　酢酸はいってしまえば"お酢"です．酢酸を撒布することで，がん部と非がん部の色調変化を明瞭にしますが，高濃度の酢酸は刺激が強いため，一般的には1.5％程度の濃度を使用します．0.6％酢酸とインジゴカルミンの混合液（acetic acid-indigocarmine mixture：AIM）[1, 2]を撒布，もしくは酢酸撒布後にインジゴカルミンを撒布することで，色調変化とコントラストによる境界診断をすることができるようになります（図5）．

ホメられポイント

希釈して使用する色素（インジゴカルミンやルゴール）では，推奨されている濃度と自施設で使用している濃度を把握していることが大事です．自施設の色素は濃いめ？ 薄め？ その心は？ といったところを把握しているといいですね．

≪当院での使用例　※〔　〕内は推奨濃度≫
- ルゴール：0.75％→1.5％（必要時）〔1.2〜3.0％〕
- インジゴカルミン：0.4％を4倍希釈（胃），0.4％を2倍希釈（大腸）．
ただし本稿で説明した通り，必要に応じて濃度を変えて使用〔0.05〜3.0％〕．

文献

1) Kawahara Y, et al：A novel chromoendoscopic method by using acetic acidindigo carmine mixture（AIM）for diagnosis of early gastric cancers. Gastrointest Endosc, 63：AB249, 2006
2) Kawahara Y, et al：Novel chromoendoscopic method using an acetic acid-indigocarmine mixture for diagnostic accuracy in delineating the margin of early gastric cancers. Dig Endosc, 21：14-19, 2009

〈志賀拓也，大圃　研〉

第2章 内視鏡介助のポイント 〜これができれば褒められる！〜

②止血処置

1 止血処置の基礎知識

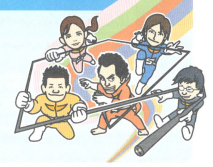

0 はじめに

　消化管出血は命にかかわることもあるため，迅速な判断と処置を必要とします．重症度を見極め，内視鏡的止血術が第一選択なのか，出血部位はどこか，止血法は…．さまざまなパターンを想定して臨む必要があります．ここでは緊急内視鏡の基礎とさまざまな止血法について解説していきます．

1 患者さんの状態と背景の把握

　まずは患者さんの全身状態を把握する必要があります．そして病歴，出血の状況（吐血・下血・血便），出血量，回数，期間，内服薬を確認し，それらからおおよその出血の部位と原因を予測していきます．

2 出血部位の予測

　上部消化管の出血（Treitz靱帯より口側の出血）であれば，**吐血**や**下血**として出血し，下部消化管の出血（Treitz靱帯より肛門側の出血）であれば**血便**として出血する可能性が高いです．よく下血と血便を混同して申し送りをしているスタッフを目にしますが，意味が全く違ってきますので覚えておきましょう（表1）．

表1　吐血・下血・血便の違い

	特徴	血液データ	出血部位
吐血 (hematemesis)	真っ赤な血 コーヒー残渣様	貧血進行 BUN/Cr上昇	上部消化管 （食道〜十二指腸）
下血 (melena) タール便※含む	血液の混じった粘稠な黒い便	貧血進行 BUN/Cr上昇	上部消化管 （食道〜十二指腸）
血便 (hematochezia)	鮮血便 暗赤色便	貧血進行	下部消化管 （下部回腸〜大腸）

ただし，急性出血時には貧血の進行がみられないことがあるので注意が必要です．
※タール便：下血のうち，外観がコールタール状のものを指します．

3 止血時のポイント

1）人員の確保

環境を整えることは安全な内視鏡の基本ですが，緊急内視鏡の場合は患者さんの情報不足をはじめ，残渣，全身状態の悪さ，不穏，物品の準備・場所，夜間緊急では不慣れなスタッフなどなど…悪条件での対応を余儀なくされる場合があります．まずは人員を確保して安全に内視鏡を行える環境を整えましょう．特に術者，介助者の他に患者さんの管理と全体を把握できるスタッフが必要です．

2）出血点の特定

出血点の特定にはウォータージェット機能付きスコープや先端フードの着用が有用です．また，腸管内の出血や残渣による貯留液によって視野が遮られている場合には適宜体位変換を行います〔ただし，上部消化管出血の際には，体位変換時の嘔吐（吐血）や誤嚥のリスクもありますので慎重に行いましょう〕．凝血塊で出血源が特定できない場合は把持鉗子やスネアによって除去することがあります．ただし，凝血塊の下に出血点が隠れていることが多いので，除去した直後に血の海で画面が真っ赤に…なんてこともあるので，すぐに止血できるよう準備をしておく必要があります．

4 止血法の選択

内視鏡的止血法は大きく**機械的止血法，薬剤局注法，熱凝固法，薬剤撒布法**の4つに分けられます（表2）．止血法はさまざまあり，おのおのメリットとデメリットがあります．各止血法についての知識をもつこと，自分の施設で得られる止血処置具や，ペアを組む医師の得意な止血法についてはしっかりと理解しておきましょう．

以下，出血の原因がバリックス（静脈瘤）にあるかどうかに分けて適した止血法を解説します．

表2　内視鏡的止血法

機械的止血法	薬剤局注法	熱凝固法	薬剤撒布法
・クリップ法 ・結紮法 ・バルーン圧迫法	・純エタノール局注法 ・高張ナトリウム-エピネフリン液局注法（HSE） ・ポリドカノール局注法 ・シアノアクリレート局注法 ・フィブリン糊注入法	・高周波電気凝固法 ・ヒータープローブ法 ・アルゴンプラズマ凝固法（APC） ・マイクロ波凝固法	・エピネフリン（アドレナリン） ・アルギン酸ナトリウム ・トロンビン液・粉末

1) 非バリックスからの出血に対する止血法

① 機械的止血法

● クリップ法

　血管を直接把持して縫縮します．クリップの爪の角度（135°or 90°）や長さを選択することができ，目的によって選択します．露出血管には把持力が高い短いクリップで，閉じたときの隙間が小さくなる135°が一般的に用いられています．複数個使用する場合は，先に打ったクリップによって狙いが難しくなるばかりか，かえって邪魔になってしまうこともあるため，打ち込む順番，場所，角度など考えて選択します．特に最初のクリップはとても重要になってくるので慎重に狙います．

● 結紮法

　内視鏡的静脈瘤結紮術（endoscopic variceal ligation：EVL）で使用されるOリングを用いて結紮する止血法です（第2章-⑤-1，第2章-⑤-2を参照）．内視鏡先端にフードを装着し，吸引にて出血点をフード内に吸い込んだところにOリングを飛ばし結紮します．食道静脈瘤に使用することがほとんどですが，Dieulafoy潰瘍やMallory-Weiss症候群，憩室出血などの非静脈瘤出血に対しても使用することがあります．潰瘍底など硬い病変には不向きです．

② 薬剤局注法

● 純エタノール局注法

　高濃度エタノール（95.5％）の浸透性，脱水・固定作用によって，血管収縮と血管壁の内皮細胞を壊死変性させ血栓を形成させることで，止血します[1]．露出血管周囲3～4カ所に0.1～0.2 mL/回ずつ浅く注入し，出血血管が白色～茶褐色に変化した時点で終了します．組織障害性が強いため，術後の遅発性穿孔のリスクがあります．合計の注入量は2 mLを超えないようにします．

● 高張ナトリウム-エピネフリン液（hypertonic saline epinephrine：HSE）局注法

　エピネフリンの血管収縮作用と高張ナトリウム液の物理的性質によるエピネフリン作用時間の延長，周囲組織の膨化，血管壁のフィブリノイド変性などの相互作用により，血管内腔に血栓を形成し止血します[2]．

　2種類のHSE液（A・B液）を使い分けます．

　● HSE-A液：5％NaCl 20 mL＋0.1％エピネフリン1 mL
　● HSE-B液：10％NaCl 20 mL＋0.1％エピネフリン1 mL

　激しい出血で視野が悪く，出血部位がわかりにくい場合には初期止血としてA液を出血点と思われる部位近傍に1～4 mLずつ数回局注し，出血の勢いを減弱させます．露出血管や出血点が視認できたら，完全止血としてB液をその近傍に1～2 mLずつ数回に局注します．ただし，はじめから出血点がわかる場合はB液のみで行います．組織障害性は純エタノールより少ないため穿孔のリスクは少ないですが，強力な脱水固定作用はないので，追加でクリップ法を併用したり，後日の再検査が必要となります．

③ 熱凝固法

● 高周波電気凝固法

　高周波止血鉗子による接触型の熱凝固法で，ジュール熱とアーク放電により周囲組織の熱変性を起こし止血します．なかでも電圧を200 V以下にすることで放電が起きないように制

御されたソフト凝固は，血管を直接把持して止血するのに向いています．出血点や露出血管を把持して焼灼するので，操作性が簡便でかつ確実な止血法です．一方で押し付けながらの通電は深部への熱の影響により穿孔のリスクが高まりますので注意を要します．

- ヒータープローブ法

発熱ダイオードを内蔵したプローブから発生した熱で出血血管を凝固変性させる止血法です[3]．接線方向の病変でも側方から押し付けることで止血が可能であることがメリットです．

- アルゴンプラズマ凝固法（argon plasma coagulation：APC）

アルゴンガスを媒介としてイオン化したアルゴンガスに高周波電流を流すことで，非接触で広く浅く凝固止血する止血法です（第2章-②-3を参照）．

④ 薬剤撒布法

出血部に直接薬剤を撒布する方法で，主にエピネフリン，アルギン酸ナトリウム，トロンビンなどを使用します．薬剤撒布のみでは完全な止血は得られないため，初期の血流の勢いを弱める目的や，止血後の補強の目的として使用されることが多いです．エピネフリンは末梢血管収縮作用，アルギン酸ナトリウムはフィブリン形成促進，血小板粘着・凝集促進，抗線溶活性作用，トロンビンはフィブリン形成による急速な凝血塊形成作用とされています．

2）バリックスに対する止血法

① 機械的止血法

- 結紮法（内視鏡的静脈瘤結紮術）

スコープ先端のOリングを装着した専用のフード内に，静脈瘤を吸引しOリングをとばすことで結紮する止血法です．

- バルーン圧迫法

内視鏡的に止血が困難な場合などに一時止血として使用されます．しかし，長時間の留置は潰瘍を誘発するため使用は48時間までとなっており，二次止血を行う必要があります．

② 薬剤局注法

- 内視鏡的硬化療法

内視鏡的硬化療法（endoscopic injection sclerotherapy：EIS）は局注針を用いて，直接静脈瘤もしくは周辺組織に硬化剤を注入して静脈瘤を血栓・器質化させる方法です（第2章-⑤-1，第2章-⑤-3を参照）．硬化剤として，静脈瘤内へは5％オレイン酸モノエタノールアミン（ethanolamine oleate：EO）を，静脈瘤外へは1％ポリドカノール（エトキシスクレロール®）を使用します．

- 組織接着剤

シアノアクリレート系薬剤（ヒストアクリル，アロンアルファ®）をリピオドール®と混ぜて静脈瘤内に注入します．主に胃静脈瘤の治療に用いられます．

■ 文 献

1) 岡 志郎, 他：消化管出血に対する診断・治療戦略. 消化器内視鏡, 25：1368-1373, 2013
2) 岡 志郎, 田中信治：AS局注法. 胃と腸, 40：688-690, 2005
3) Asaki S：Efficacy of endoscopic pure ethanol injection method for gastrointestinal ulcer bleeding. World J Surg, 24：294-298, 2000

〈志賀拓也，大圃　研〉

第2章 内視鏡介助のポイント 〜これができれば褒められる！〜

②止血処置

2 クリッピング movie

いつもより多く回してますはダメですよ

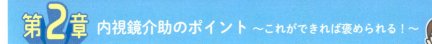

> **Case**
>
> **EMR後の潰瘍底縫縮での一場面**
> 医師：いい感じにEMRできたね．遺残もないし，あとは縫縮だな．クリップは垂直に掛けるのが効果的なんだ．潰瘍底の短軸方向にガチッとクリップをかけるよ！
> 介助者：はい．
> 医師：よし，吸引に合わせてじんわり閉じてきてね．
> 介助者：はい（バチン！）
> 医師・介助者：うぇ〜い．バッチリ決まったね！気持ちいい〜

　クリップの操作は，介助技術の開く・閉じる・回す，のすべてが含まれているテクニカルなものとなります．ちょっと難しい反面，やりがいのある介助ですので，ぜひ極めてみてください．

1 クリップの種類と違い（EZ clip：オリンパス株式会社）

1) アームの長さ（表1）

　アームの長さは，ロング，ノーマル，ショート，スーパーショートがあります．もちろん長さによって粘膜を寄せてくる広さに差があるのですが，もう1点大事なポイントがあります．それは**短いほど把持力が強い**ということです．EMR後の潰瘍底の縫縮にはノーマルを選択します．ロングクリップは把持力が弱すぎるのでわれわれの施設では実際に使用することはありません．露出血管に対する止血には把持力の高いショートクリップなどが適しています．

2) 爪の角度（図1）

　爪の角度は90°と135°の2種類があります．90°は爪の引っ掛かりがよく，正面で噛み合うため135°よりも把持力が高くなっています．135°は閉じたときに爪がくちばしのようになり，爪同士の隙間が狭くなるため縫縮向きのクリップといえます．

表1　回転クリップ装置の種類

	HX-610-090SC	HX-610-090S	HX-610-090	HX-610-090L
ツメの形状・角度	90°	90°	90°	90°
クリップのアームの長さ	ショート	ショート	ノーマル	ロング
包装材の色表示	Red/White/Yellow	White	Yellow	Blue
一箱の数量	24	40	40	40
	HX-610-135XS	HX-610-135S	HX-610-135	HX-610-135L
ツメの形状・角度	135°	135°	135°	135°
クリップの腕の長さ	スーパーショート	ショート	ノーマル	ロング
包装材の色表示	Gray	Green	Pink	Purple
一箱の数量	24	40	40	40

(オリンパス株式会社提供の資材より作成)

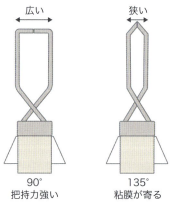

図1 クリップを閉じたときの角度による違い

（広い　90° 把持力強い　／　狭い　135° 粘膜が寄る）

2　決めろ！　粘膜へのクリップの当て方

　クリップの把持力を最大限発揮させるには，正面から垂直にクリッピングすることが重要です．斜めからアプローチした場合，クリップの片足にテンションがかかってしまい，クリップがズレたり把持力が両脚でアンバランスになってしまいます（図2）．どうしても斜めからのアプローチになる場合は，アングル操作と押し付ける力で，粘膜をグイっと正面へ倒してくる操作 movie⑤ や管腔内の空気量の調節をして粘膜をスコープ側に倒しこんでくるような操作が必要となります．

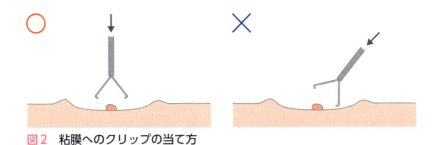

図2 粘膜へのクリップの当て方

3 クリップ回転

「2クリップの当て方」で述べた通り，クリップを粘膜へ押し当てたときに最もテンションがかかる角度を介助者もわかっているとクリッピングのパフォーマンスは格段に向上します．

コツは回転グリップを回すだけでなく，スライダーをカチャカチャと揺らすことです．そうすることで小刻みに回転させることができます．筆者の場合は面倒くさがり屋なので，なるべく少ない回数で回したいので回転グリップを結構回すタイプ  なのですが，失敗すると余計にクルクル回ってしまうので注意が必要です．

4 クリップの苦手分野！？

1）硬性病変

潰瘍底が線維化で硬化していると，クリップがはじかれてしまい有効な縫縮が得られません．また，クリップを押し当てようとすると硬いため弾力がなく，そのまま爪で傷つけてしまうこともあります．

2）正面視できない病変

スコープでのアプローチが難しい場所や，クリップを押し当てても正面に向いてこない病変はクリップによる縫縮が困難です．かけることはできても「2クリップの当て方」で述べた通り，クリップが有効にならない場合があります．

お役立ちmemo

クリップにも苦手分野があるので，1つの手技に固執するのは得策ではありません．クリップが有効でないと判断した場合には，臨機応変に凝固止血法など違う手技に変更しましょう．

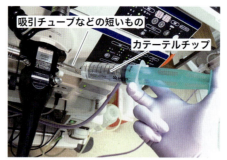

図3 詰まったクリップの介助方法
吸引接続口から逆行性にフラッシュ．

5 クリップがスコープに詰まってしまったら…

　かけ損じたクリップを吸引してしまい，スコープの吸引チャンネルに詰まってしまうことがあります．詰まったクリップは，吸引接続口からカテーテルチップなどを用いて逆行性に送水することで押し出すことができます．その際は吸引ボタンを押しっぱなしにしましょう（図3）．

ホメられポイント

　クリップは1発目の位置が悪いと，視野が悪くなったり，2発目以降の妨げになったりと，より悪条件になりえます．また，かけ損じのクリップが管腔内にあると，常に詰まりの心配もしないといけません．1発目が一番の好条件で，チャンスを逃したばかりに泥沼に…なんてことも．緊急時でも，心の中は冷静に，1発目から魂込めたクリップ法を心がけましょう．

文　献

1）丸山保彦，他：出血性胃十二指腸潰瘍〜クリップ法を第一選択とする止血術．消化器内視鏡，25：1374-1377, 2013
2）荒川廣志，他：クリップ法に使用する処置具を使いこなすコツ．消化器内視鏡，27：1232-1236, 2015

〈志賀拓也，大圃　研〉

第2章 内視鏡介助のポイント ～これができれば褒められる！～

②止血処置

3 高周波装置による止血 movie

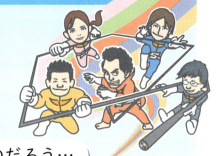

凝固モードはどれを選べばいいのだろう…

Case

ESD中，動脈性出血への止血の際に…

医師：出血の勢いが強いな…止血鉗子を出そう！ それと，凝固モードもフォースド凝固からソフト凝固に変更してね．

介助者：わかりました！（ピッピッ）変更OKです！

医師：よし．出血点を凝固しよう（ジュ〜〜〜〜）．ふぅ，止まったね！

介助者：状況によって設定を変更するって大切なんですね．でも難しくてよくわからない．

医師：ははは．興味がわいたかい？ じゃあ説明していくよ！ …おっとここから先は本文を読んでくれ（ニヤリ）．

介助者：え？ 誰と話してるんですか？

　　　　状況やデバイスによって高周波装置の設定を変更することは，どこの施設でも行っていると思いますが，変更によって何が変わるのか，その目的は何なのかを知ることが大切です．ここでは高周波装置の止血に関して，モードの特性と使い方の違いを中心に解説していきます．

1 モードの違いを知ろう（表1）

1）スイフト凝固

　　　切開と止血を同時に行えるモードです．ESDでの粘膜剥離に適したモードで，高い止血力と切開能を兼ね備えた凝固モードです．剥離時の小出血に対して有効です．

2）フォースド凝固

　　　切開と止血を同時に行えるモードです．スイフト凝固よりも凝固能が高く，出血を抑えたいときに有効な凝固モードですが，組織炭化や焼痂の電極の付着がたまに気になります．剥離時の小出血や，小血管へのプレ凝固に有効です．

3）スプレー凝固

　　　組織と非接触で放電することで広い範囲で表面だけを凝固することができます．GAVE

表1 モードの違いと使用時のポイント

モード	イメージ	切開能	切開同時止血力	出血時止血力	得意な症例	使用のポイント
スイフト凝固		○	◎	○	粘膜下層剥離，小出血に対するナイフ止血	切開能も高いため，止血時はしっかりナイフを停止して通電します．一瞬だけペダルを踏んで通電する場面をよく見かけますが，しっかり通電しないと凝固されないので注意
フォースド凝固		△	◎	○	粘膜下層剥離，小出血に対するナイフ止血	スイフト凝固よりも止血力が高く，血管が豊富な部位を処理するときに有効．止血時はスイフト凝固同様に，一瞬だけペダルを踏む程度では表面が痂になるだけで結局デバイスに張り付いて剥がれしまうため注意
スプレー凝固（APC）		△（ほぼ×に近い△）	◎	◎	GAVE，毛細血管拡張症，漏出性出血	非接触凝固なので，粘膜とデバイスの接触や，距離のとりすぎには注意しましょう
ソフト凝固		×	×	◎	露出血管の処理，拍動性出血，穿通枝の処理，潰瘍底への血管処理	掴みすぎや押し当てて通電すると，深部まで熱が伝わってしまうため遅発性穿孔のリスクが高まります．凝固したい部分をピンポイントで把持し，少し管腔へ引っ張る気持ちで通電します

(gastric antral vascular ectasia：胃前庭部毛細血管拡張症）や毛細血管拡張症など，粘膜表面の漏出性出血に有効です．

4）アルゴンプラズマ凝固（APC）

スプレー凝固の一種です．放電に，空気ではなく電気を通しやすいアルゴンガスを用いるため，目的組織へ効率的に凝固することができます．得意な症例はスプレー凝固と一緒ですが，機種によってはいくつかモードを搭載し，食道静脈瘤や十二指腸など壁の薄い粘膜に対しても安全に使用可能です．

5）ソフト凝固

切開能を全くもたない純粋な凝固モードです．接触した部分から熱を加えることでタンパク変性による組織凝固を行います．切開作用がないため，露出血管の処理や拍動性の出血に用いられます．また，ESD後の潰瘍底への血管処理にも有効です．

2 使い方のポイント

1）スイフト凝固とフォースド凝固は面で凝固

スイフト凝固やフォースド凝固は，切開同時止血能力があるため，ESDでの粘膜下層剥離

やEMRで主に使用され，その際の小出血程度であれば設定を変更することなく凝固が可能です．使用時は切開のときよりもデバイスと組織の接触面積を多くしてできる限り面で凝固することがポイントです．

2）スプレー凝固とAPCは粘膜との距離が大事

スプレー凝固やAPCは非接触の放電による凝固なので，接触してしまうと得意の広範囲凝固がされなくなってしまうため気をつけます．だからといって粘膜との距離を離しすぎると放電自体発生しなくなってしまうので，粘膜との距離は2〜10mm程度にしましょう．（APC300では5mmまで）．

3）ソフト凝固は粘膜の把持にコツがある

ソフト凝固は切開能をもたない純粋な凝固のため，血管を直接鉗子タイプのデバイスで把持して凝固するのに有効です．把持し過ぎたり，長時間通電してしまうと，深部まで熱が伝わり遅発性穿孔のリスクが高まるので注意です movie⑥．把持する粘膜は最小限にし，通電するときも押し付けず，逆に軽く管腔へ牽引すると安全です．

お役立ちmemo

スイフト凝固やフォースド凝固でもHOT鉗子のような大きいデバイスを用いることで，ソフト凝固に近い使い方をすることができます．
①最大出力を低く
②電圧の大きさであるエフェクトを小さく
③デバイスと組織の接触面積を大きく

上記のようにすることで「放電が起きにくい凝固」が可能となり，ソフト凝固よりも立ち上がりが鋭く，かつ熱が深く入りにくい凝固が実現します．当院ではESD後の潰瘍底の小血管に対し，HOT鉗子を閉じた状態で接触させ，フォースド凝固（Effect. 1 max.watt 30 W）で処理をします movie㉑．

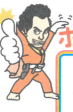

ホメられポイント

内視鏡医のなかでも高周波装置に関してきちんと理解している人は意外と多くありません．必要なことをわかりやすく解説していますので（そう信じています），医師任せにせずに，本稿を読んで最低限必要な知識をインプットしておきましょう．

文献

1）「大圃組はやっている！！消化器内視鏡の機器・器具・デバイスはこう使え！」（大圃 研/編），pp136-142, pp155-159, 金芳堂, 2017
2）「消化器内視鏡治療における高周波発生装置の使い方と注意点 改訂第2版」（矢作直久/編），pp45-48, 日本メディカルセンター, 2013

〈志賀拓也, 大圃　研〉

第2章 内視鏡介助のポイント 〜これができれば褒められる！〜

③ポリペクトミー/EMR

1 ポリペクトミー/EMRの基礎知識

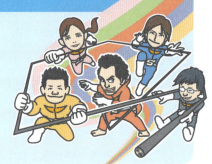

1 概要

　ポリペクトミーは古くから行われているポリープ切除法で，ポリープの根元にスネアをかけて焼き切る手技です．ポリペクトミーの対象は有茎ないし亜有茎性の隆起性病変となり，表面型や広基性病変に対してはEMR（endoscopic mucosal resection：内視鏡的粘膜切除術）を選択します．EMRはスネアをかける前に粘膜下に局注を行い，病変を挙上させ，周囲正常粘膜も含めて絞扼・切除する手技です．ポリペクトミー，EMRとも高周波装置を用いた手技ですが，近年高周波装置を使用せずスネアの絞扼のみで切除するコールドスネアポリペクトミーや，小さなポリープをジャンボ鉗子で除去するコールドフォーセプスポリペクトミーも多くの施設で行われるようになってきました．

2 使用される主な機器・器具

1）高周波スネア

　高周波スネアは病変に合ったサイズを選択します．また，形も主流の楕円形の他にさまざまあり，横に大きく拡がる六角タイプや，二段階に大きさを調整できるコンビタイプも存在します（図1）．

2）コールドポリペクトミー専用デバイス

　通電ができない仕様になっているデバイスです．コールドポリペクトミー用スネアは，小さいサイズのポリープ切除に特化した小さめのループと，細く軟らかいワイヤーで切れ味がいいのが特徴です．鉗子タイプは取り残しがないようカップ径の大きなタイプになっています（図2）．

3）局注針

　EMRで使用される局注針には切れ味と流量が求められます．針先は鋭針，鈍針とありますが，大腸や食道の場合は，壁が薄く鋭針では切れやすく突き抜けや液漏れの原因となってしまうため，鈍針の突出長3〜4 mmを使用するのが主流です（図3）．

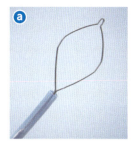
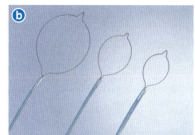
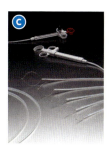
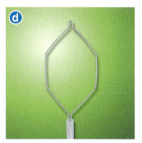

図1　高周波スネア

ⓐSnareMaster Plus（画像提供：オリンパス株式会社），ⓑSnareMaster（画像提供：オリンパス株式会社），ⓒCaptivator™ Ⅱ（画像提供：ボストン・サイエンティフィック ジャパン株式会社），ⓓCaptivator™ SmallHex（画像提供：ボストン・サイエンティフィック ジャパン株式会社）．

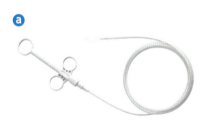
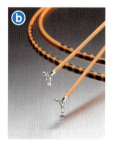

図2　コールド専用デバイス

ⓐエグザクトコールドスネア（画像提供：富士フイルム株式会社），ⓑRadial Jaw™ 4 JUMBO Cold Polypectomy鉗子（画像提供：ボストン・サイエンティフィック ジャパン株式会社）．

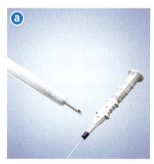
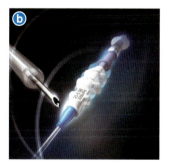

図3　局注針

ⓐNeedleMaster（画像提供：オリンパス株式会社），ⓑスーパーグリップ（画像提供：株式会社トップ）．

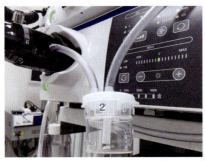
図4　スコープと接続されたポリープトラップ

4）回収デバイス

　小さなポリープなら，スコープの吸引チャンネルから直接吸引することで回収できます．スコープと吸引チューブの間にポリープトラップをセットするとよいでしょう（図4）．
　吸引で回収できない場合は，回収ネットや三脚といった回収デバイスを使用して体外へ取り出します．

3 ポリペクトミーの手技の流れ

1）病変の確認

　治療に入る前にまずは病変を観察します．通常光観察の後に，特殊光観察や色素撒布を行い，診断および切除範囲とどの手技で切除するのかを決定します．

2）切除

① 高周波を用いる内視鏡的ポリペクトミー
　ポリープの根元に高周波スネアをかけ，病変基部を絞扼し通電切除します（図5）．

② コールドスネアポリペクトミー
　ポリープにコールドポリペクトミー対応の高周波スネア，もしくはコールドポリペクトミー専用のスネアをかけ，機械的に絞扼し切除します（図6）．

③ コールドフォーセプスポリペクトミー
　ポリープをコールドポリペクトミー専用のジャンボ鉗子で把持，切除します（図7）．

3）止血確認・クリッピング

　切除後の出血や穿孔があれば，ただちに止血・閉鎖します．当院では高周波装置を使用する内視鏡的ポリペクトミーにはクリッピングを行い，コールドポリペクトミーでは止血確認まで，としています．しかし止血がなかなか得られないときや，抗血栓薬を服用中の患者さんにはクリッピングを行う場合もあります．

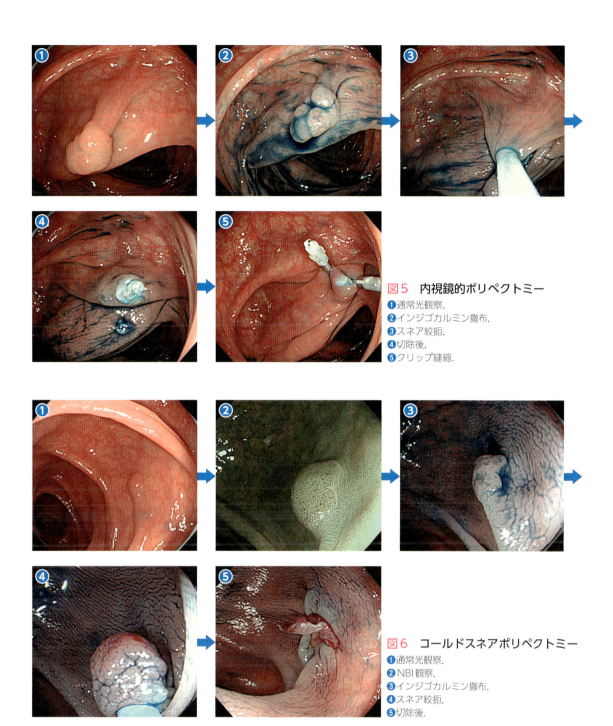

図5 内視鏡的ポリペクトミー
❶通常光観察,
❷インジゴカルミン撒布,
❸スネア絞扼,
❹切除後,
❺クリップ縫縮.

図6 コールドスネアポリペクトミー
❶通常光観察,
❷NBI観察,
❸インジゴカルミン撒布,
❹スネア絞扼,
❺切除後.

4 EMRの手技の流れ

1) 病変の確認

　　治療に入る前にまずは病変を観察します．通常光観察の後に，特殊光観察や色素撒布を行い，診断および切除範囲とどの手技で切除するのかを決定します（図8）.

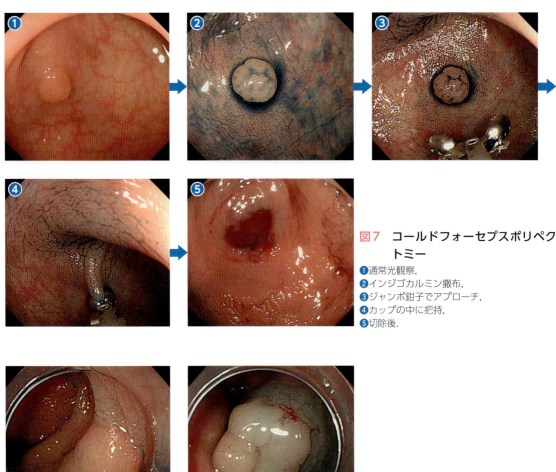

図7 コールドフォーセプスポリペクトミー
❶通常光観察，
❷インジゴカルミン撒布，
❸ジャンボ鉗子でアプローチ，
❹カップの中に把持，
❺切除後．

図8 病変の観察
インジゴカルミン撒布．

図9 生理食塩水局注後の病変

2) 局注

　　粘膜下層に局注液を注入します（図9）．当院では基本的には生理食塩水を使用していますが，ある程度大きな病変に対してはグリセリン・果糖液（グリセオール®）や，ヒアルロン酸ナトリウムを2〜3倍に希釈したものを使用します．

3) スネアリング

　　病変にスネアをかけます（スネアリング，図10）．スネア先端を病変の口側粘膜に押し付けた状態でゆっくり開いていき，根本を病変の肛門則に軽く押し当てて閉じていきます．筋層を把持していないか，絞扼した状態のスネアのシースを前後に振って粘膜の可動性を確認したり，スネアを若干開け閉め（リスネアリング）することで筋層を外すことも場合によっては行います．

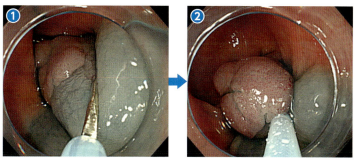

図10 スネアリング
❶スネアを病変にかけている様子，❷スネアで絞扼した様子．

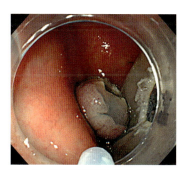

図11 通電切除後の潰瘍底

4）切除

　スネアと高周波装置を接続し通電切除します（図11）．ペダルを踏む前から力を込めて絞扼してしまうと，通電したと同時に生焼け状態でスパッと切除されてしまうため注意します．切除後は遺残がないか確認します．当院では切除後にも必要に応じてインジゴカルミンを撒布し，辺縁の確認を行っています．

5）止血確認・縫縮

　切除後の出血や穿孔があればただちに止血・閉鎖します．また，後出血や遅発性穿孔の予防として，クリップにて縫縮する場合もあります（図12）．EMRを行うとわかった時点で，止血や縫縮の準備もあらかじめしておくとよいでしょう．

5 ポリペクトミー/EMRの偶発症

1）出血

　高周波装置での通電が不十分のまま切除することで，生焼けとなり出血します．切除直後の出血にはクリップや止血鉗子，APCなどでの止血を行います．

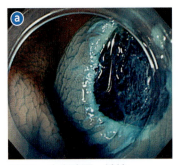 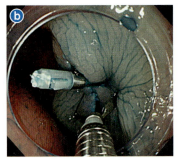

図12　止血確認・縫縮
ⓐインジゴカルミン撒布にて遺残の確認，ⓑクリップによる縫縮．

2）穿孔

　筋層を巻き込んだ切除や，過度の通電が原因となります．術中穿孔の閉鎖，遅発穿孔の予防としてクリップによる創部の縫縮を行います．

■ 文　献

1）「消化器内視鏡技師のためのハンドブック 改訂第7版」（日本消化器内視鏡学会消化器内視鏡技師制度委員会/監，松井敏幸，他/編），pp192-195，医学図書出版，2016
2）「技師＆ナースのための消化器内視鏡ガイド 改訂第2版」（田村君英/編），pp231-235，学研メディカル秀潤社，2017
3）樫田 博史：大腸EMR．消化器内視鏡，25：1503-1507，2013
4）吉田隆久，他：消化器内視鏡関連の偶発症に関する第6回全国調査報告2008年～2012年までの5年間．Gastroenterol Endosc，58：1466-1491，2016

〈志賀拓也，大圃　研〉

第2章 内視鏡介助のポイント ～これができれば褒められる！～

③ポリペクトミー/EMR

2 局注のポイント movie

針で刺さず眼で刺すべし

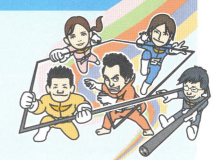

> **Case**
>
> **EMRでの一場面**
> 医師：EMRするから局注ちょうだい．
> 介助者：はーい．いきまーす…1 cc…2 cc…3 cc….
> 医師：ストップストップ！ 針収納して！ ごめん，蠕動で針先ブレちゃった．腸管傷ついちゃうから，こういうときはすぐに針を収納してね．
> 介助者：シリンジばっかりみて，画面ぜんぜん見てなかった….

　局注は鋭い針を取り扱う手技です．もし自分の食道や大腸の中に，あの鋭い針が入っているとしたらちょっと怖いですよね．局注針を取り扱うときは画面から目を離さず操作しましょう．

1 局注の狙い

　EMRでの局注は，粘膜下層に局注液を注入して膨隆させ，病変と筋層を離すことで通電によるダメージを軽減させます．また，膨隆の立ち上がり方によってスネアリングの難易度も変わってくるため，局注の出来がEMRの質を決める鍵となっています．

2 理想的な局注

　理想的な局注は，急峻で高い膨隆です．局注針が粘膜を貫いてしまい腹腔内に染み出てしまう"突き抜け"や，逆に浅すぎたり刺さりが悪く粘膜表面に液が出てくる"漏れ"．これらは無駄な局注ですので注入をストップします（図1） movie⑦．また，粘膜内に注入すると，血腫を形成してしまうこともあります．ですので，局注の入れはじめはまずゆっくり少量から注入していき，粘膜下層の膨隆をしっかり確認してから一定のスピードで注入します．

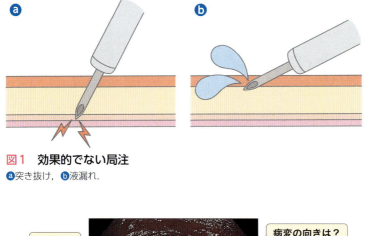

図1　効果的でない局注
ⓐ突き抜け，ⓑ液漏れ．

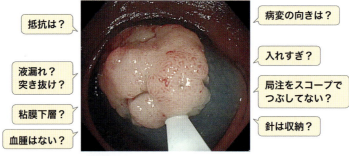

図2　局注時に観察するポイント

3 局注画面で見るべきポイントはこれだ！（図2）

1）粘膜下層を捉えているか

　理想的な局注でも述べた通り，粘膜下層注入されていないと確かな膨隆が得られません．粘膜の浮き具合と注入時の抵抗を感じながら局注しましょう．

2）入れ過ぎにも注意

　粘膜下層に注入できているからといって過局注は禁物です．特に手前ばかりが膨隆してしまうと奥の視認性が悪くなるばかりか，スネアリングが難しくなり遺残の原因につながります．局注によって病変の全景が視認でき，かつ正面へ向かってくる膨隆が得られるように注入スピードには気をつけます．

3）針の収納タイミングを見落とさない

　操作性が悪く，すぐスコープが抜けてしまう屈曲部などでは，難易度は格段に上がります．針が出たままスコープが大きな動きをしてしまうと腸管内を傷つけてしまうので，すぐさま収納しましょう．また，術者が急に針が突出したままスコープ内に引き込む場合もありますので注意が必要です．

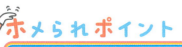
ホメられポイント

局注でいかに術者に都合のいい粘膜下の膨隆をつくるかがEMR成功のカギです．目線は内視鏡画面に，針の出し入れ，局注の注入はブラインド操作で，手元の感覚を感じてやれるようにしましょう．

〈志賀拓也，大圃　研〉

第2章 内視鏡介助のポイント ～これができれば褒められる！～

③ポリペクトミー/EMR

3 スネアリングのポイント movie

選択から操作まで

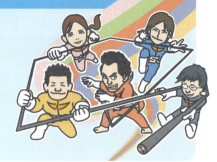

Case

EMRでの一場面

医師：この病変はEMRかな…．15 mmくらいのスネアって何があったっけ？
介助者：それならフレキシブル港スネア※が在庫であります．
医師：ああ～あれか～．ちょっと軟らかいからこの病変向きじゃないな～
介助者：硬いのでしたらウルトラ大圃スネア※も在庫ありますよ！
医師：お！ それいいね～．サイズも硬さもバッチリだよ．

（※実際のスネアの名称ではありません）

皆さんの施設ではどのような基準でスネアを使い分けているでしょうか？ ここではスネアの選び方のポイントと実際の絞扼について解説していきます．

1 スネアの選択

スネアの選択はサイズや形状，硬さで選択します．選択の指標としては，サイズについてはポリープの大きさ，形状はスネアリングのアプローチ，硬さはポリープの肉眼型に合わせて選択します．

1）サイズによる違い

サイズ選択はポリープサイズにあったものを選択します．小さなポリープに対して大きなスネアを使用してしまうと，ある程度閉じてスネアリングをすることとなり，スネアループが縦長になってしまいます．そうすると余計なデッドスペースが生まれてしまうため，絞扼時にスネアの位置が合わせにくくなってしまします．また，小さなスネアほど押さえ付ける力が強く，大きなスネアほど弱くなるため，スネアの滑りを少なくするためにもポリープサイズに合ったちょうどよいものを選択しましょう．

2）形状による違い

形状によって利点とピットフォールがあります（表1）．横に広がる力の強い形状のスネアは，ポリープの真上からスネアをかぶせるようにスネアリングすることが容易になっていま

表1 スネアの形状による違い

	真円形	楕円形	六角	半月
イメージ				
特徴	横方向にも大きく広がるため，病変のアプローチがしやすい．	・多くのスネアに採用されている標準的な形． ・中開き程度だと縦に細長い形になってしまう．	・根本からしっかりと横に広がるためアプローチがしやすい． ・角によって開き幅の微調整が難しい．	・開き幅の調整がしやすい． ・EMRC（キャップ法）でも使用される．

（文献1を参考に作成）

表2 スネアの硬さによる違い

	硬いスネア	軟らかいスネア
得意な病変		
利点	・押さえつけが効く． ・先端が跳ね上がりにくい．	・ハンドルが軽い． ・あそびが少ない．
欠点	・ハンドルが硬い． ・あそびが多い．	・押さえつけが弱い． ・先端が跳ね上がりやすい．

す．しかしスネアリングは病変の奥へ先端を当てて展開してくるのが基本ですので，奥側の取り残しには注意が必要です．

3）硬さによる違い

よくスネアの選択で基準になっているのが，ループの大きさや形状になりますが，じつは硬さも重要なんです．硬さはワイヤーの太さやループの編み込みによって変わってきます．硬さによる違いを表2にまとめました．硬いスネアは押さえつける力が強いため平坦な病変に有用です．軟らかいスネアはハンドルが軽く手元での操作が容易なぶん押さえつける力が弱いため，有茎性のポリープなどに有用です．

2 スネアリング

スネアリングの基本操作では病変の奥に先端を押し当て，スネアループを展開していきま

す．EMRでは病変の奥がブラインドになり，遺残の原因となりやすいため，こうすることで取り残しやすい奥のマージンを確保することができます．スネアが展開したら次は病変の左右がはまっているか確認し，最後に手前で押さえつけ絞扼していきます．

　急に絞扼すると，スネアが手前に引き込まれてしまうので，術者のシースを押し込む動作に合わせて絞扼していきます movie❸．

ホメられポイント

　術者はスネアの絞扼時に前後左右とスネアの位置の微調整をしています．介助者には，術者の動きに合わせて一定の速度でのスネアの開閉や保持をしてもらえると助かりますね．

文献

1）「大圃組はやっている！！消化器内視鏡の機器・機具・デバイスはこう使え！」（大圃 研/編），pp225-236, 金芳堂, 2017

〈志賀拓也, 大圃　研〉

第2章 内視鏡介助のポイント ～これができれば褒められる！～

③ポリペクトミー/EMR
4 留置スネア movie

明日から私は"留置の女"！ 動画で理解する極意

> ### Case
> **有茎性大腸ポリープ切除での場面**
> 医師：お，茎の長いポリープだな．ちょっと操作性悪いなー．出血すると厄介だよな…（図1）．よし，留置スネアでいこう！
> 介助者：（きた！ 留置スネア！）は…はい！ モタモタモタ…
> 医師：まだか～い？ ポリープみたいに首を長くして待ってるよ～
> 介助者：せんぱ～い．留置スネア手伝ってくださ～い（泣）．

　皆さんきっと身に覚えがありますよね．準備もややこしいうえに，操作も難しい…．そんなイメージありませんか？
　ここでは操作が複雑なリユーザブルタイプのハンドルとシースの留置スネアの使用方法について解説します．しっかりと留置スネアの準備から操作法まで学んでいきましょう．

1 準備 movie⑨

①ハンドルとチューブシースを接続します（図2❶）．
②フック部にスネアループをかけ，ストッパーの後端がシースの先端に突き当たるまでハンドルを引きます（図2❷）．
③外筒を押し出し，スネアループを外筒内に収納します（図2❸）．

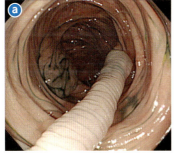 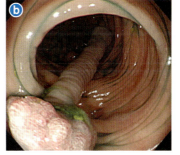

図1　写真に収まりきらない茎をもつポリープ

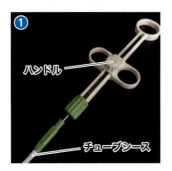
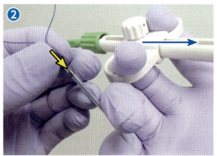
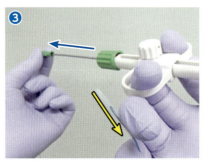

図2　留置スネアの準備 movie⑨
❶ハンドルとチューブシースを接続した図．
❷ハンドルを引き（→）ストッパーの後端をチューブシース先端につき当てます（⇨）．
❸外筒を押し出し（→），スネアループを外筒内へ収納します（⇨）．

2 操作 movie⑩

①外筒を手前に引いてスネアループを展開します（図3❶）．

②ポリープにループを掛け，外筒を押し出して仮留めをします（図3❷）．外筒での仮留め段階では位置の再調整が可能です．根本に掛かるよう術者と声を掛け合って操作します．

③位置が決まったら本締めをしていきます．本締めは仮留めのスネアループが緩んで位置がズレてしまわないように，外筒を手前に引く動作とハンドルを引く動作を同時に行います．ポリープの根本までストッパーがはまっていることを確認します（図3❸）．

④ハンドルを開いてフック部を押し出し，スネアループをリリースします．ポリープが緊縛されたことでうっ血し色が変わります．

外筒を手前へ引き,スネアループを展開します.

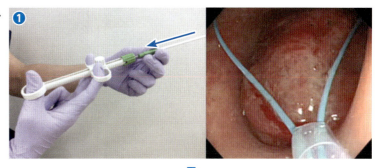

外筒を押し出し,スネアループを収納することで,仮留めとします.

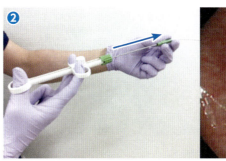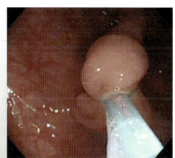

ハンドルと外筒を同時に引き込んで,スネアループを完全に絞扼します.

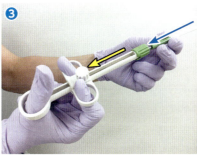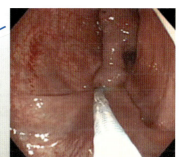

図3 留置スネアの使用 movie⑩

3 留置スネア使用法（応用編）

巾着法

　　スネアループをクリップで潰瘍底の周囲に打ち込み,縛ってくることで巾着袋のように縫縮するテクニックです．2チャンネルスコープを使用し,術者・クリップ操者・留置スネア操者が息を合わせて操作します（図4）.

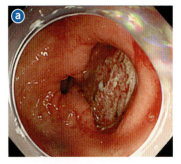
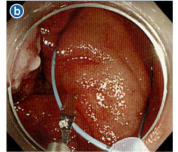
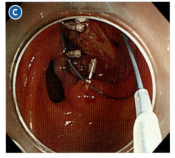
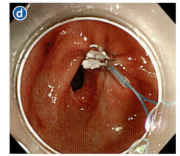

図4 巾着法
ⓐ 胃ESD後の潰瘍底．
ⓑ 潰瘍底の周囲に留置スネアをクリップで打ち込んでいきます．
ⓒ 潰瘍底の全周にクリップを打ち込みます．
ⓓ 留置スネアを縛ると，クリップと一緒に潰瘍底が縫縮されます．

ホメられポイント

留置スネアは準備も操作法をやや難ですよね．一度ではまず覚えられないと思います．本稿では動画付きで解説してくれているので，ぜひマスターして，次回使用時に自信をもって使えるようにしてください！！

文献

1) 今枝博之，岩男 泰：スネア切除術（留置スネア含む）に使用する処置具を使いこなすコツ．消化器内視鏡，27：1271-1275, 2015

〈志賀拓也，大圃 研〉

第2章 内視鏡介助のポイント 〜これができれば褒められる！〜

④ ESD

1 ESDの基礎知識

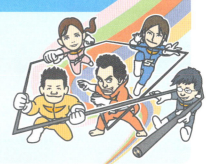

1 ESDの概要

　ESDは内視鏡的粘膜下層剥離術（endoscopic submucosal dissection）のことで日本発祥の内視鏡治療です．広範囲の粘膜病変（およびリンパ節転移のリスクのない粘膜下層病変）を専用のナイフで切開剥離することで一括切除することが可能です．EMRに比べて病変のとり残しがないことや，切除標本の病理学的検討が詳細にできるという利点があります．また，外科手術と比較して低侵襲かつ臓器の機能を温存することができるため，患者さんのQOLを高く保つことができます．

　利点がたくさんある手技ですが，技術的な難易度が高く，治療時間を要する場合もあるうえ，出血や穿孔といった偶発症を起こす危険性もあります．施行医だけでなく，私たち介助者も正しい知識と技術を要求される治療です．

2 ESDで使用される主な機器・処置具

1）高周波ナイフ

　粘膜切開や粘膜下層剥離に使用されます．IT knifeやムコゼクトームなどのブレードタイプ，DualKnifeやFlushKnife，Splash M-Knife，HookKnifeなどの先端系ナイフ，Clutch CutterやSBナイフといったハサミ型ナイフなどさまざまなデバイスがあり，状況や臓器などで使い分けます．介助者はデバイスの出し入れのみならず，突出・収納・回転操作などを担い，治療をサポートします（図1）．

2）先端フード

　病変との距離を保ち，粘膜下層にトラクションをかけるために内視鏡先端に装着します（図2）．

3）止血デバイス

　止血鉗子やクリップなど，術中の出血にも対応できるようすぐ出せるようにしておきます（図3）．

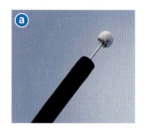 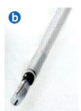 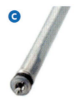 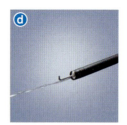

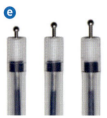 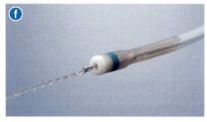

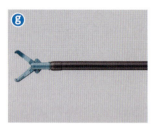 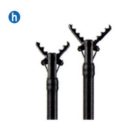

図1 さまざまな高周波ナイフ
ⓐIT Knife2（画像提供：オリンパス株式会社），ⓑムコゼクトーム（画像提供：HOYA株式会社），ⓒSplash M-Knife（画像提供：HOYA株式会社），ⓓHookKnifeJ™（画像提供：オリンパス株式会社），ⓔFlush Knife BT-S（画像提供：富士フイルム株式会社），ⓕ画像提供：DualKnifeJ™（画像提供：オリンパス株式会社），ⓖSBナイフ®GX（画像提供：住友ベークライト株式会社），ⓗClutch Cutter（画像提供：富士フイルム株式会社）．

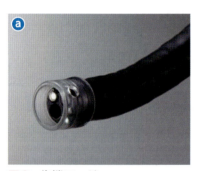 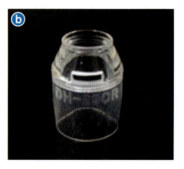

図2 先端フード
ⓐ先端アタッチメント（画像提供：オリンパス株式会社），ⓑSTフードショートタイプ（画像提供：富士フイルム株式会社）．

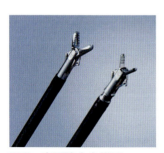

図3 高周波止血鉗子
（画像提供：オリンパス株式会社）

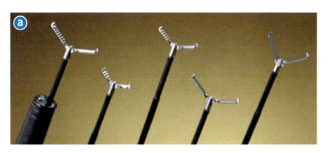

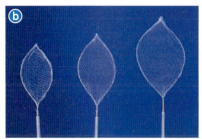

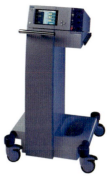

図5 高周波手術装置
（VIO300D）
（画像提供：株式会社アムコ）

図4 回収デバイス
ⓐ把持鉗子（画像提供：オリンパス株式会社），ⓑNetis（画像提供：株式会社アビス）．

4）回収デバイス

回収ネットや把持鉗子など，切除した病変を回収するために用います（図4）．

5）高周波装置

ナイフや止血鉗子と組合わせて，切開や凝固を行います（図5）．

3 手技の流れ

①治療に入る前にまずは病変を観察します．特殊光観察や色素撒布を行い，切除範囲を決定します（図6❶，❷）．
②高周波装置で通電して病変周囲にマーキングを行います（図6❸）．大腸の場合は病変境界はわかりやすいので行いません．
③切開する粘膜下に局注を行います（図6❹）．これによって病変と筋層を離し，切開と剥離を安全にします．局注液にはヒアルロン酸ナトリウムや生理食塩水など用い，術者の好みでインジゴカルミンで薄く色付けします．
④局注した粘膜を切開し，さらに粘膜下層を剥離していきます（図6❺）．
⑤病変の剥離が終わったら潰瘍底を確認し（図6❻），後出血予防のために血管の凝固やクリッピングをします．
⑥病変を回収して終了です（図7）．

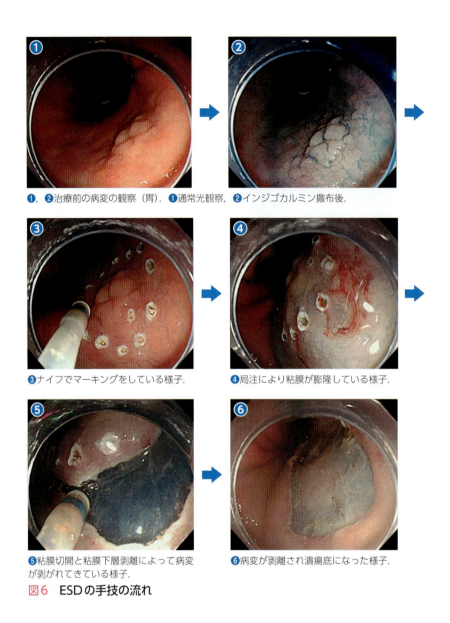

❶, ❷治療前の病変の観察（胃）．❶通常光観察, ❷インジゴカルミン撒布後．

❸ナイフでマーキングをしている様子．

❹局注により粘膜が膨隆している様子．

❺粘膜切開と粘膜下層剥離によって病変が剥がれてきている様子．

❻病変が剥離され潰瘍底になった様子．

図6 ESDの手技の流れ

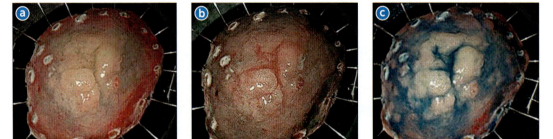

図7 回収した病変を内視鏡で撮影した様子
ⓐ通常光, ⓑNBI観察, ⓒインジゴカルミン撒布後．

4 偶発症

1）出血

　術中の出血はまずデバイスでの止血を試みます．少量出血であればデバイスでも十分止血が可能ですが，噴出性出血の場合は止血鉗子に変更して止血します．また後出血の予防のためにも切除後の潰瘍底に残存する血管は凝固止血します．

2）穿孔

　筋層を損傷した場合，術中穿孔や術後の遅発穿孔に至る可能性があります．術中穿孔の場合はクリップによる創部の縫縮によりほとんどの場合保存的に治癒しますが，術後遅発性穿孔の場合は腹膜刺激症状により緊急手術となることが多いです．

■ 文　献

1）「消化器内視鏡技師のためのハンドブック 改訂第7版」（日本消化器内視鏡学会消化器内視鏡技師制度委員会/監，松井敏幸，他/編），pp176-183，医学図書出版，2016
2）「技師＆ナースのための消化器内視鏡ガイド 改訂第2版」（田村君英/編），pp321-331，学研メディカル秀潤社，2017
3）「より上手く！より早く！大圃流ESDセミナー」（大圃 研，港洋 平/著），pp30-46，羊土社，2016
4）古田隆久，他：消化器内視鏡関連の偶発症に関する第6回全国調査報告-2008年より2012年までの5年間-．Gastroenterol Endosc，58：1466-1491，2016
5）吉田将雄，小野裕之：胃癌EMR/ESD．消化器内視鏡，29：1423-1426，2017
6）田中信治，他：大腸ESD/EMRガイドライン．Gastroenterological Endoscopy，56：1598-1617，2014

〈志賀拓也，大圃　研〉

第2章 内視鏡介助のポイント 〜これができれば褒められる！〜

④ ESD

2 介助着眼点

一歩先を見据える余裕をもつ

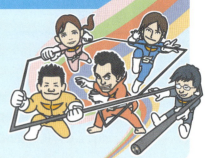

Case

医師：よし，このシチュエーションではITナイフを使おうか．出してくれる？
介助者：もう手元に置いてまーす．
医師：おお，今日は気が利くね．
介助者：ナイフ交換のタイミングで局注追加してはどうでしょう．局注がヘタってきるし，もっと重力側の切開を追加しておかないと後がたいへんそうですよね？
医師：そうだね．同じこと考えていたところだよ．
介助者：ここらへん血管が豊富なのでエフェクト上げるのはどうでしょう？
医師：うん．その方がいいと思う．設定を変更してくれるかい．

　今日の介助者くんはとても冴えてますね！普段からこのようなESDができたら最高ですよね．ここではESD介助時の着眼点とポイントを紹介していきます．

1 常に注目しておかなければいけないポイント

1）病変の範囲（マーキングを含む）

　病変に切り込んでしまってはESDの利点であるマージンを確保した一括切除が実現しません．治療前の観察から，マーキング，周囲切開中も，常に病変からマージンが確保されているかを意識しましょう（図1）．

2）局注の膨隆効果と範囲

　局注は時間が経つと拡がってしぼんでしまいます．分子量の大きさによって，生理食塩水＜グリセオール®＜ヒアルロン酸ナトリウムの順に膨隆の持続力が長くなります．安全なESDには局注による膨隆がとても重要ですので，追加が必要なタイミングを逃さないようにします（図2）．

3）血管

　ESDを難渋させる因子の1つである血管は，細いものであればナイフによる凝固で十分処理が可能ですが，ある程度太いものでは止血鉗子等でプレ凝固が必要になってくる場合もあ

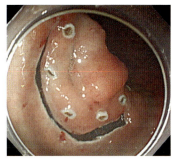

図1　マーキングの外が切開されている

近接すると次にどこを切開すべきかわからなくなります．今どこを切開しているか，病変の形やマーキングの位置，スコープの動きを意識しましょう．

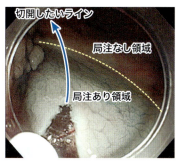

図2　局注範囲を考える

切開したいラインをこのまま進むと局注が入っていない領域にぶつかります．

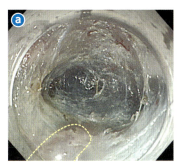

図3　粘膜下層に潜む血管

ⓐ 6時方向に褐色調の隆起を認めます．
ⓑ 血管の存在を疑い，周囲の組織を慎重に剝離すると暗赤色の太い静脈があらわになりました．

ります．出血すると凝固時の焦げや，粘膜下層に血液が吸収されて層がよくわからなくなってしまうので，血管を見つけた際は術者と確認を行うとよいでしょう（図3）．

4）筋層

筋層は粘膜下層の下にある層で，筋層を傷つけてしまうと穿孔につながります．筋層の流れがどうなっているか意識しながら介助につきましょう（図4）．

2 ストラテジー

ストラテジーとは「戦略」「治療計画」という意味です．ESDではどこから切開をおいて，どのように剝離を進めていくかがとても重要になってきます．使用するデバイスや術者によってスタイルや好みは違ってくるので，治療前にペアを組む術者とストラテジーの確認を行うとよいでしょう．

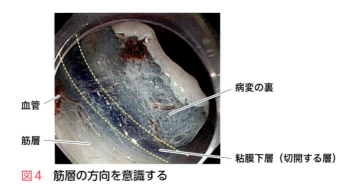

図4　筋層の方向を意識する

3 デバイスチェンジの予測

メインデバイスの他にもう1本ナイフを出す…．気持ちの面でもコストの面でも少し抵抗がある行為ですが，出しどころは存在します．

1）IT系ナイフから他のデバイスへ

IT系ナイフをメインデバイスとして使用している場合は，線維化の強い病変ではなかなか切り込みにくいときがあると思います．そんなときは先端系ナイフにチェンジすると上手くいくことがあります．また操作性が悪く，病変の下に潜り込めないとき等はハサミ型ナイフも有用です．剥離したい部位を把持した状態で管腔へ少し牽引することで，目視しながら安全に剥離が可能となります．

2）先端系ナイフから他のデバイスへ

先端系ナイフをメインデバイスとして使用している場合は，穿孔のリスクが高い臓器・シチュエーションにおいては引きながら剥離ができるフックナイフが安全性を高めてくれます．また，病変に近接しての操作が基本である先端系ナイフにおいて近接しにくく，遠距離からのアプローチを余儀なくされる場合にはIT系ナイフが有用です．先端の絶縁チップによって比較的離れた距離からでも安全に切開剥離が可能です．また，良好な視野と剥離に理想的な粘膜下層が視認できる場合，剥離スピードを一気に上げることも可能です．

4 スコープチェンジ

胃体上部大彎や穹窿部は病変に近接しにくく，筋層が正面に立つため穿孔のリスクが高くなるESD困難領域となります．さらに線維化もあり，出血もしやすく，水没する部位でもあります．そんなときはマルチベンディングスコープが有用です（図5）．第二彎曲部を利用することで病変にグッと近接することが可能となります（図6）．

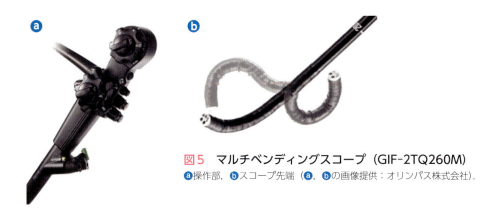

図5　マルチベンディングスコープ（GIF-2TQ260M）
ⓐ操作部，ⓑスコープ先端（ⓐ，ⓑの画像提供：オリンパス株式会社）．

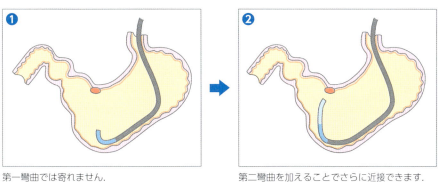

第一彎曲では寄れません．　　　　　第二彎曲を加えることでさらに近接できます．

図6　第二彎曲のイメージ

5 体位変換

　トラクションとして最も容易に良好な視野の確保と，剝離操作をしてくれるのが重力です．主に大腸ESDで活用されますが，食道ESDや胃ESDでも，患者さんの体をちょっと傾けるだけで視野が開ける場合もあるので覚えておくとよいでしょう．しかし，良好な重力を得られる代わりに，スコープの操作性が悪くなることもあります．そんなときはトラクションデバイス（第2章-④-3を参照）を利用します．

ホメられポイント

　常に術者が次に何を求めているのか考えるようにしましょう．また術者は目の前のことに集中して，全体の状況が見えなくなりがちです．介助者は状況を俯瞰的に見て，トラブルシューティングをしておくことも大切でしょう．

■ 文　献
1）「より上手く！より早く！大圃流ESDセミナー」（大圃 研，港 洋平/著），pp135-138，羊土社，2016
2）冨永直之，他：胃ESD-ITナイフ．消化器内視鏡，25：1481-1486，2013
3）小山恒男，他：トラクションデバイスを使いこなすコツ．消化器内視鏡，27：1312-1313，2015

〈志賀拓也，大圃　研〉

第2章 内視鏡介助のポイント ～これができれば褒められる！～

④ ESD

3 困ったとき movie
次の一手を試してみよう

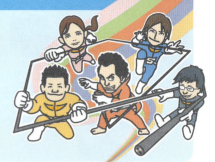

Case
大腸ESDでの一場面

医師：う～ん，だんだん切りにくくなってきたな．体位変換してみよう．
介助者：はい．
医師：イマイチか…．もう1回，今度は逆に体位変換してみるかね．
介助者：はい．
医師：こりゃダメだ．じゃあ，さっきの体位でトラクションデバイスだな．

　ESDを安全に施行するには，術中の良好な視野の確保や，いかに安全に粘膜下層（病変の下）に潜り込むかといったことが必要不可欠です．先端フードや体位変換を駆使しますが，それでもうまくいかないことも少なくありません．そこで用いられるのがデバイスを用いたカウンタートラクション法です．市販化されているものもありますが，ここでは施設にあるものでできるカウンタートラクション法を紹介します．

1 なんでみんな「トラクション！ トラクション！」っていうの？

　カッターやハサミで布を切ることを想像してみてください．布を切るとき，切開面をピンと張るよう引っ張ってもらうと切りやすいですよね（図1）[1]．
　ESDでのトラクションはその添え手の役割を意味し，通常は重力や先端フードを利用してトラクションをかけます．しかし，胃体部大彎のように病変が重力方向にあると，剥離をしても病変がめくれてきません．また粘膜下層に線維化がある場合などは，そもそも剥離が困難になります．そんなときにトラクションをかけることで視野を確保しようとするのです．

2 トラクションはどの向きにかけたらいいの？

　理想的なトラクションの方向は固有筋層に対して手前もしくは奥へ45～60°の方向です．トラクションだけでなく先端フード両方を用いて視野を確保するとさらに良好です（図2）．

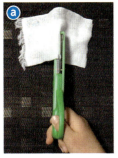 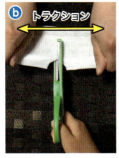 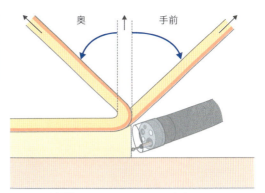

図1 トラクションの役割
切開面がピンと張ることで,切開がしやすくなります.

図2 理想的なトラクションの方向

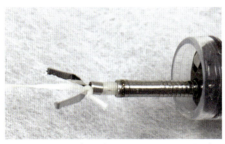 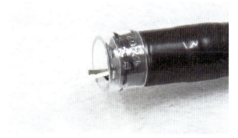

図3 クリップにデンタルフロスを結びつけた様子 movie⑪

図4 クリップをフードの中に引き込んでいる様子 movie⑪

3 いざ,カウンタートラクション法

1) 糸付きクリップ法 movie⑪ movie⑫

- ●必要器材
   クリップ,糸(3.0絹糸やデンタルフロス).
- ●使用方法
  ①スコープをいったん抜去します.
  ②クリップを鉗子口から挿入し,展開します(当院では爪角90°のノーマルクリップを使用しています).
  ③クリップに3.0絹糸やデンタルフロスを結びつけます(図3).
  ④クリップを先端フード内に引き込んで,スコープを再挿入します(図4).
  ⑤クリップで病変を把持し牽引します(図5).
  ⑥体外に出た糸は,鉗子などを用いて重さを加え,検査台から垂らすようにします.

 お役立ちmemo

   このとき病変を引っ張りすぎると,筋層までもが牽引されてしまうため,注意が必要です.当院では金属鉗子ではなく,プラスチック製の鉗子や,ガーゼを数枚結びつけることで引っ張り過ぎを抑制しています.

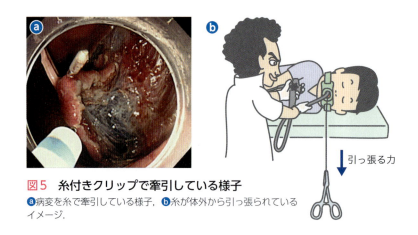

図5 糸付きクリップで牽引している様子
ⓐ病変を糸で牽引している様子，ⓑ糸が体外から引っ張られているイメージ．

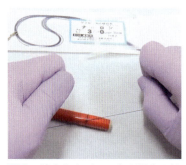

図6 縫合糸をペンの太さ程度の輪に結ぶ movie⑬

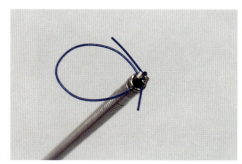

図7 縫合糸をクリップ爪で甘噛み movie⑭

2）リング糸法[2] movie⑬ movie⑭

- ●必要器材
  クリップ，糸（3.0絹糸やデンタルフロス）．
- ●使用方法
  ①ペンに3.0絹糸やデンタルフロスを巻きつけて縛り，結び目から先を切ります（図6）．
  ②クリップを少しだけ展開し，リング糸を引っ掛けた後，爪が閉じる程度に再収納します（当院では爪角90°のノーマルクリップを使用しています，図7）．
  ③クリップを鉗子口から挿入し，腸管内で展開します．
  ④リング糸をクリップで病変の端に固定します（図8）．
  ⑤クリップを再充填・挿入し，クリップにリング糸を引っ掛けます．
  ⑥リング糸を重力の対側に固定します（図9）．

 お役立ちmemo

スコープの抜去を必要としないリング糸法は大腸ESDでとても活躍します．局注と送気によって糸にテンションかかかり，有効なトラクションが得られます．病変切除後は対側のクリップを把持鉗子で除去します．

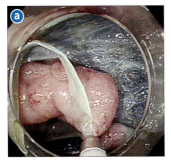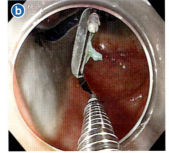

図8 クリップでリング糸を病変に固定 movie⑭
ⓐ病変にリング糸を打ち込んでいる様子，ⓑクリップでリング糸を病変対側へ引っぱっている様子．

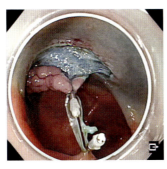

図9 リング糸をかけた後 movie⑭
病変が牽引され，良好な視野を得ることができます．

ホメられポイント

必要となるのは術者が困っているときですよね．手技中に，準備（作成）するのはタイムロスで術者のメンタル的にもマイナスです．他のデバイス同様に事前に準備（作成）をしておくこと，ストックがあるかを確認しておくと術者にやさしいでしょう．

文献

1)「より上手く！より早く！大圃流ESDセミナー」（大圃 研，港 洋平/著），pp117-121，羊土社，2016
2)「エキスパートも唸る！進化する消化器治療内視鏡」（森 宏仁/著），pp78-85，メジカルビュー社，2017
3) 小山恒男，他：トラクションデバイスを使いこなすコツ．消化器内視鏡，27：1312-1313，2015
4) Mori H, et al：Novel effective and repeatedly available ring-thread counter traction for safer colorectal endoscopic submucosal dissection. Surg Endosc, 31：3040-3047, 2017

〈志賀拓也，大圃 研〉

第2章 内視鏡介助のポイント 〜これができれば褒められる！〜

⑤食道静脈瘤の治療

1 EVL/EISの基礎知識

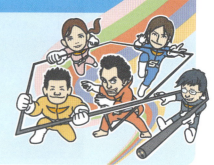

0 はじめに

　食道胃静脈瘤は門脈の圧が亢進した結果，圧を逃がすためにシャント（短絡路）が形成され，このシャントにあたるところを**側副血行路**（図1）といいます．門脈圧亢進症には多彩な側副血行路が形成されますが，食道・胃静脈瘤が破裂すると突然の大量出血をきたし，ショックや肝不全に陥った場合，致命的となるので，患者さんの状態や門脈血行動態から，適切な治療法を選ぶ必要があります．

1 適応

　適応は下記の3つに大別され，活動性出血時には絶対的な治療適応となります．予防目的であれば慎重な治療適応の有無を検討しなければなりません．
- **緊急治療**：出血所見を認める静脈瘤．すなわち，活動性出血およびフィブリン栓を認める症例．
- **待機的治療**：出血既往のある静脈瘤．
- **破裂予防を目的とした治療**：非出血例だが静脈瘤形態F2以上もしくはred color sign（RC sign）2以上．

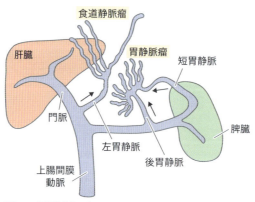

図1　側副血行路
→：供血路
食道静脈瘤と胃静脈瘤を側副血行路といいます．

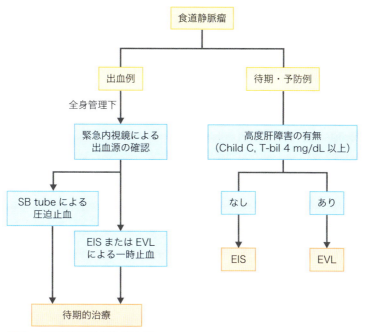

図2 食道静脈瘤の治療方針
肝細胞がんの場合は，進行度により治療方針が変わりますので本稿では記載していません．
（文献1より引用）

2 治療方針

　内視鏡所見，出血例か待期・予防例なのか，高度肝障害の有無によって選択される治療法が変わってきます（図2，肝細胞がんの場合は進行度により治療法も変わってきます）．

　食道静脈瘤に対する治療法としては，内視鏡治療が第一選択となりますが，他に外科治療，血管内治療，保存的治療（バルーン止血法や薬物療法）もあります．致死的な疾患で，救命がまずは第一ですので，内視鏡以外の選択肢があることも頭に入れておきましょう．そして，治療前に全身状態の把握・改善に努めることはいわずもがなですね．以降の稿では内視鏡治療で特に中心となる**結紮療法**（EVL）と**硬化療法**（EIS）について解説していきます．

3 内視鏡レポートから静脈瘤の所見を読む

　予防的治療であれば事前の内視鏡所見を確認することで，静脈瘤の形態や程度が理解できるようになります．破裂の危険性を示すRCサインの有無は重要な指標となります．ここでは最低限押さえておくべき所見の種類を表1で示します．

表1 内視鏡所見の種類

	食道静脈瘤	胃静脈瘤
占拠部位 (L：location)	Ls：上部食道まで Lm：中部食道まで Li：下部食道まで	Lg-c：噴門部に限局 Lg-cf：噴門部から穹窿部 Lg-f：穹窿部に限局，孤立性
形態 (F：form)	F0：治療後で静脈瘤が消失 F1：直線的な細い静脈瘤 F2：連珠状の中等度の静脈瘤 F3：結節状の太い静脈瘤	食道に準じる
色 (C：color)	Cw：白色静脈瘤 Cb：青色静脈瘤	食道に準じる
発赤所見 (RC：red color sign)	RC0：発赤所見なし RC1：限局性，少数 RC2：RC1とRC3の間 RC3：全周性，多数	RC0：発赤所見なし RC1：発赤あり
出血所見	湧出性出血：gushing bleeding 噴出性出血：spurting bleeding 滲出性出血：oozing bleeding 赤色栓：red plug 白色栓：white plug	食道に準じる
粘膜所見	びらん：erosion 潰瘍：ulcer 瘢痕：scar	食道に準じる

■ 文　献

1)「消化器内視鏡ガイドライン 第3版」(日本消化器内視鏡学会/監)，医学書院，2006

〈佐藤貴幸，大圃　研〉

第2章 内視鏡介助のポイント ～これができれば褒められる！～

⑤食道静脈瘤の治療

2 EVL movie

静脈瘤破裂！ 慌てるな！

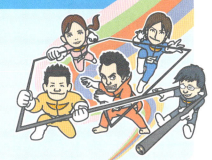

Case

緊急の治療の前に…

医師：緊急の上部内視鏡やるよ．今，救急室でバイタル安定しているみたいだから急いで準備して．

介助者：は？ 何の出血っぽいですか？

医師：肝硬変の既往があるらしい．うちでの内視鏡の記録はないな．

介助者：了解です．静脈瘤を念頭に入れておいたほうがいいですよね？

0 はじめに

EVLでは食道静脈瘤に対し，Oリングとよばれるゴムリングで機械的に結紮し，物理的に静脈瘤の血流を遮断します．また，結紮部位の潰瘍形成，線維化，静脈瘤を壊死・脱落させます．後述するEISよりも簡便で侵襲も少ないことが特徴ですが，短期で再発するリスクも少なくありません．静脈瘤破裂時の止血には第一選択となります．

1 治療の実際（単発式の場合）

①挿入前にスコープにあらかじめオーバーチューブを装着します（図1）．

②オーバーチューブ用のマウスピースを患者さんに装着します（図2）．

③胃・食道静脈瘤の状態をしっかり確認します．オーバーチューブ装着前に治療対象・治療方針を最終決定している状況が理想です．スコープを胃内まで挿入後，オーバーチューブを留置します．オーバーチューブの挿入時には，潤滑のゼリーを十分に塗布しましょう．

④スコープを一度抜去しOリングを装着します．

⑤スコープをオーバーチューブ内から再挿入します（図3）．

⑥対象の静脈瘤を吸引し，EVLデバイス内へ十分に引き込んだところで，医師の指示のもと2.5 mL（または5 mL）シリンジでエアを一気に注入しOリングを押し出し，静脈瘤を結紮します movie⑮．

⑦以後は④〜⑥をくり返します．

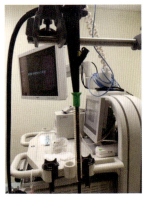

図1　オーバーチューブ装着

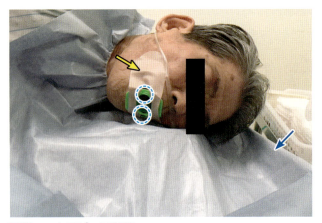

図2　マウスピース装着
⇨：位置がズレないようにテープで固定します．筆者は「クイックフィックス®・マウスピース（アルケア株式会社）」を使用しています．
◌：オーバーチューブを固定する穴をふさがないようにしましょう．
→：大吐血に備えて大きめの患者エプロンを装着してもらいます．ポケットつきが良いでしょう．

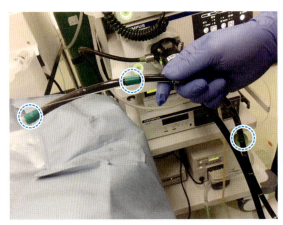

図3　スコープをオーバーチューブ内から再挿入
◌：先端・20 cm・40 cmのところでテープ固定します．先端から20 cmの固定ではチューブを90°ずらして固定するのがコツです．90°ずらして固定することでスコープとチューブの干渉を防ぎます．

2 治療のポイント

　緊急例では出血点が明瞭である場合（または血栓で一時的に止まっている状態）は，その出血点に直接Oリングをかけます（図4）．
　待機例や予防例ではF2以上の静脈瘤に対し，肛門側と口側に最低2個のOリングをかけます．何条もある場合は，内視鏡によるコンタクトでせっかく結紮したOリングが外れてしまわないよう食道胃接合部直上部分から口側に向かってらせん状に結紮していきます．また結紮部位の2カ所が近すぎても先に掛けたOリングが外れてしまいますので注意が必要です．

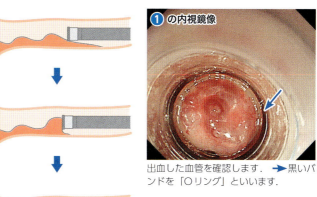

❶ 静脈瘤を確認します

❷ 静脈瘤を吸収してフード内へ引き込みます

❸ 静脈瘤を結紮します

出血した血管を確認します．➡黒いバンドを「Oリング」といいます．

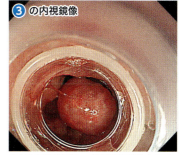

Oリングを発射し，静脈瘤を結紮します．

図4　EVLの流れ movie⑮

ホメられポイント

施行医の合図とともにOリングを発射するときはシリンジを一気に押し込む（エアの注入）ことが重要です．内視鏡画面をみてどのタイミングで発射すべきかを心得ておくとよいでしょう movie⑮．

〈佐藤貴幸，大圃　研〉

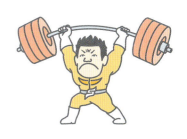

第2章 内視鏡介助のポイント ～これができれば褒められる！～

⑤食道静脈瘤の治療

3 EIS

静脈瘤は万全な体制で潰せ！

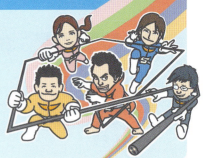

Case

EIS開始前に
医師：これからEISするから手伝って！
介助者：ラジャです．透視室確保しました．
医師：全部準備できてる？
介助者：はい，多分全部揃ってると….
医師：静脈瘤の治療では緊急事態になることもありえるんだ．しっかりと物品の準備を怠らないように！

0 はじめに

EISとは局注針を用いて血管内または血管外に硬化剤を注入し，静脈瘤を血栓化，閉塞させる治療法です．静脈瘤内注入の場合には，内視鏡に装着バルーンを拡張させて排血路をブロックし，硬化剤の大循環系への流出を防ぎ，供血路に逆行性に注入することができます．

1 EISの流れ

一言でEISといっても，いくつかの種類がありますので混同しないようにしましょう．

1）食道静脈瘤の治療

- 静脈瘤内注入法（EO法）：5％エタノールアミンオレート（5％EO，オルダミン®）を静脈瘤の中に注入します．
- 静脈瘤外注入法（AS法）：1％ポリドカノール（1％AS，エトキシスクレロール®）を静脈瘤の外へ注入します．

EO・AS併用法および地固め法としてアルゴンプラズマ凝固法（APC）で下部食道の全周を焼灼し，人工的に全周性潰瘍を形成させ，潰瘍治癒により線維組織に置換させ，静脈瘤の新生をブロックする方法もあります．

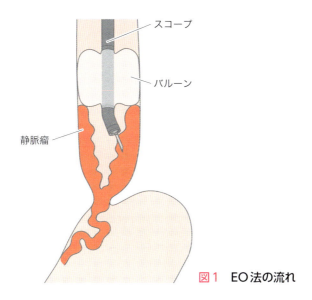

図1 EO法の流れ

2) 胃静脈瘤の治療

- **組織接着剤注入法（CA法）**：シアノアクリレート系薬剤を出血点付近に注入します．厳密には内視鏡的塞栓療法であり，食道静脈瘤のEISと区別されます．

以下ではEO法とCA法について解説します．

2 EO法の流れ（図1）

① 送水機能付きスコープ，EIS用内視鏡装着バルーンと50 mLシリンジ，受け皿付き患者用エプロン（時に大吐血に至ることがある），硬化剤，穿刺針（23 Gの静脈瘤用穿刺針）の準備をします．治療はX線透視下で行います．
② スコープにバルーンを装着し，実際にバルーンの膨張・収縮が問題なく行えるかチェックした後，スコープを挿入します（図2）．
③ 食道静脈瘤を確認後，穿刺ポイントの口側でバルーンを膨らませ（約30 mL程度），静脈瘤の血流を停滞させ少し怒張させます．
④ 穿刺針（あらかじめ硬化剤を充満させておく）で穿刺後，一度シリンジで吸引をかけ逆血（バックフロー）を確認した後，透視下で確認しながら硬化剤をゆっくりと供血路まで注入します．この際，肺静脈など他の側副血行路とのシャントが造影されないか十分に注意が必要です．
⑤ 十分な量の硬化剤が注入されたら，すぐに抜針せず針先を刺入したまま数分硬化剤が固定されるのを待ちます．造影中に硬化剤が血管外に漏れた場合はそこですぐに注入を中止します．
⑥ 内視鏡バルーンを解除し，極力すみやかに穿刺部位からの出血を，内視鏡装着バルーンで圧迫止血します．穿刺部位からの出血がないことを確認して終了します．

※ EOは強力な溶血作用があり，腎障害（ヘモグロビン尿）が起こることがあるので，EOを血管内に注入した際には，予防的にハプトグロビンを点滴静注することが推奨されます．

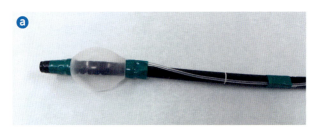
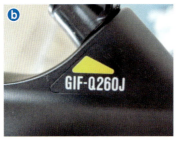
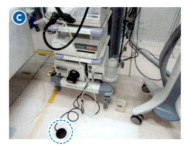

図2 EO法の準備
ⓐ内視鏡装着バルーン，ⓑwater jetのスコープ，ⓒフットスイッチ◯で即座に送水ができるように万全な準備が必要．

3 CA法の流れ

①送水機能付きスコープ（アングルが緩んでいないことを確認する），ポケットつき患者用エプロン（時に大吐血に至ることがある），硬化剤，穿刺針（21Gまたは23Gの針を準備します．穿刺針内を50％グルコースまたは生理食塩水で満たしておきます）．可能な限りX線透視下で行います．

②透視下で内視鏡を挿入し，胃静脈瘤に対し穿刺針の針がシースから出ていることを確認します（反転操作でスコープの彎曲部の屈曲が強く針が出ないこともあるため）．

③出血例では出血点近傍を，待機例では血行動態を考慮し穿刺し，一度シリンジで吸引をかけ逆血（バックフロー）を確認した後，透視下で確認しながら一気に硬化剤を注入します．続けて即座にシース内を50％グルコースまたは生理食塩水でフラッシュし，胃静脈瘤に注入されたことを確認します

④穿刺針は抜針後すみやかに十分な量の生理食塩水でフラッシュします．極微量のシアノアクリレートが残っていても硬化してしまい穿刺針が使えなくなります．

⑤血流がなくなるまで③〜④をくり返します．硬化剤の総使用量は5〜8mLにとどめます．

4 硬化剤のつくり方

1）食道静脈瘤

10％オルダミン®（EO）10mLを水溶性ヨード造影剤（イオパミドール）10mLと混合し5％EO 20mLとします．10mLシリンジ2本もしくは5mLシリンジ4本に分けるとよいでしょう．5％EOとして体重換算で0.4mL/kgを超えないようにします．

2）胃静脈瘤

シアノアクリレート（ヒストアクリル）0.5 mL（＝1A）＋リピオドール®0.2 mLを混合し0.7 mLとし，2.5 mLシリンジに用意します．シアノアクリレートとリピオドール®は使用直前に混和します（濃度は静脈瘤の径や施設間により差があります，図3，4）．

お役立ちmemo

苦痛や恐怖を伴うことがありますので，必要に応じてセデーションを行いましょう．また，硬化剤が思わぬ血流に乗り肺塞栓や脳梗塞・門脈血栓，術中の静脈瘤破裂など予期せぬ合併症を招くおそれがあります．間接介助はバイタルサインや異常の早期発見と，急変時のために救急カートをすぐに使えるようにしておきましょう．臨機応変な対応が求められます．

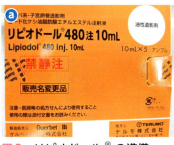 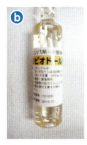 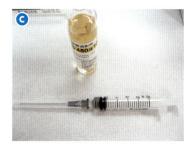

図3　リピオドール®の準備

まず，2.5 mLのシリンジにリピオドール®を0.2 mL吸っておきます．2.5 mLシリンジにリピオドール®0.2 mL＋シアノアクリレート（ヒストアクリル）0.5 mL（1本）を入れて，よく撹拌します．ヒストアクリルは瞬間接着剤なので，治療開始直前に詰めます．決して床や周辺機器に撒き散らさないこと．

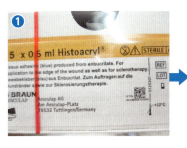 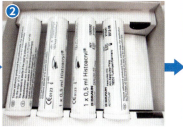 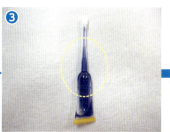

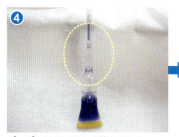 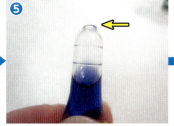 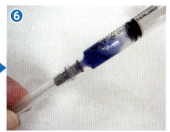

パンパンはじいてよく落とすこと．
1本で0.5 mLあります．

⇨：ここをハサミで切ります．

図3cのリピオドール®を吸ったシリンジでヒストアクリルを吸引し，よく撹拌します．

図4　シアノアクリレート（ヒストアクリル）の準備

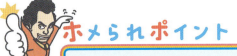

ホメられポイント

　介助者は術者と阿吽の呼吸が求められます．硬化剤の局注の介助をする際には，声に出して注入しましょう．注入量を把握することがとても大事です．ただ，この場合に視野を手元に固定しないこと．カウントしている量が本当に血管内に注入されているのか，漏れやpoolingがないか内視鏡モニターで確認することがとても重要です．

〈佐藤貴幸，大圃　研〉

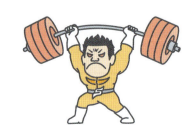

⑥消化管拡張術

1 消化管拡張術の基礎知識

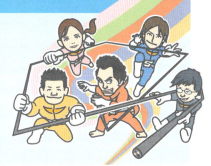

0 はじめに

消化管拡張術は，炎症や腫瘍，手術や内視鏡治療による術後の狭窄に対して行います．これら消化管狭窄は良性狭窄と悪性狭窄に分けられ，**良性狭窄にはバルーン拡張術**が，**悪性狭窄にはステント留置術**がそれぞれ主に施行されます（表1）．

バルーン拡張術は，拡張用バルーンカテーテルを狭窄部まで挿入して，圧モニター付きの拡張器で加圧する手技です．拡張後はバルーンを抜去します（図1）．

ステント留置術は，形状記憶合金のステントを狭窄部位まで挿入し，留置してくる手技です（図2）．

表1 内視鏡的拡張術の適応疾患

バルーン拡張術の適応（良性狭窄）	ステント留置術の適応（悪性狭窄）
・ESD/EMR後の狭窄 ・外科手術後吻合部狭窄 ・放射線治療後の狭窄 ・食道アカラシア ・消化性潰瘍瘢痕 ・大腸憩室 ・狭窄型虚血性大腸炎 ・潰瘍性大腸炎 ・痔核切除術後狭窄 ・クローン病	・悪性腫瘍による狭窄（食道がん・胃がん・十二指腸がん・大腸がん） ・他臓器がんの浸潤（膵がんの浸潤など） ・各種がんの腹膜播種 ・術後再発による吻合部狭窄

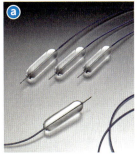 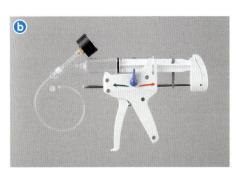

図1 バルーン拡張術で使用される器具
ⓐCRE拡張バルーンカテーテル，ⓑ拡張器と圧モニター付きシリンジ（ⓐ，ⓑの画像提供：ボストン・サイエンティフィック ジャパン株式会社）．

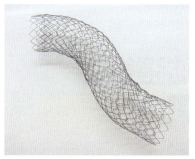

図2 胃・十二指腸ステント
Niti-S胃十二指腸用ステント（画像提供：センチュリーメディカル株式会社）．

1 バルーン拡張術

1）適応と禁忌

表1で示した狭窄に対し，経口摂取障害，腹部膨満感や腹痛などの腸閉塞症状がある場合に施行します．細径内視鏡が通過しない狭窄（約10 mmが目安）が適応となります．潰瘍形成や瘻孔が併発している場合はリスクが高いため原則適応外となります．

2）手技の実際（図3）

①狭窄部までスコープを挿入し病変の観察を行います．必要に応じて造影剤を使用して狭窄の度合いや長さを確認します．
②狭窄の度合いに応じて適切なサイズのバルーンを選択し，狭窄部にバルーンを挿入します．ガイドワイヤールーメンをもつタイプのバルーンは，ガイドワイヤーを先行させて挿入することが可能です．
③バルーンを拡張します．拡張に使う注入液は蒸留水または蒸留水に造影剤を混ぜたものを使用します．このとき，患者さんの疼痛を確認しながらゆっくりと段階的に拡張していきます．透視下で行う場合には狭窄部のノッチもしっかりと確認します．
④バルーンを減圧します．
⑤拡張部の観察をして，出血や穿孔がないことを確認します．

2 ステント留置術

1）適応と禁忌

適応となる症例を表1に示しています．
食道に対するステント治療は，食事が摂取できない高度の狭窄で化学療法や化学放射線療法が困難な症例が適応となります．
胃・十二指腸に対するステント治療は，幽門部・十二指腸の手術不能悪性狭窄が適応とな

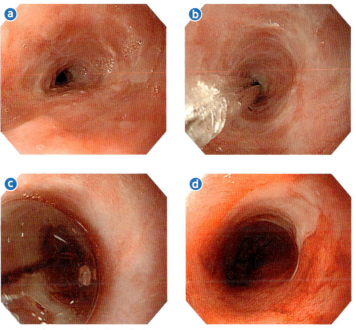

図3 バルーン拡張術の実際
ⓐ拡張前の狭窄部，ⓑ狭窄部に拡張バルーンを挿入，ⓒ拡張器によってバルーンを拡張，ⓓ拡張後の狭窄部．

ります．

　大腸に対するステント治療は，吻合部再発やSchnitzler転移による直腸狭窄，狭窄症状を伴う切除不能の大腸がんを含めた悪性狭窄，およびイレウス症状を併発する大腸がんで緊急手術回避目的（bridge to surgery：BTS）が適応とされています．最近ではほとんどが手術までの減圧目的や，根治手術が不可能な姑息的治療法として施行されます．

　ステント治療によって出血や穿孔の危険がある場合，留置後に患者さんのQOL改善が期待できないような場合は適応外となります．

2）ステントの種類

　ステントにはスコープの鉗子チャンネルを通過して直接内視鏡画面で観察しながら留置ができるスルー・ザ・スコープ（through-the-scope：TTS）タイプと，鉗子チャンネルの通過不可能なためガイドワイヤー先行で挿入・留置するオーバー・ザ・ワイヤー（over the wire：OTW）タイプがあります．また，腫瘍のステント内への増殖（ingrowth）を予防する目的で，ステントをシリコンやプラスチックで覆ったカバードタイプのステントも存在します（表2，図4）．

3）手技の実際（図5）

①狭窄部までスコープを挿入し，内視鏡画面と透視画面にて病変の状態と位置を確認します．
②メタリックステントの留置は一発勝負でやり直しができません．体表にクリップを貼ったり（図6），消化管内へ止血クリップを打つなどして，透視下で狭窄部位や狭窄長を確認できるようにマーキングをします．

表2 日本で使用できる消化管ステント

	食道用ステント	胃・十二指腸用ステント	大腸用ステント
種類	カバード or ノンカバード	カバード or ノンカバード	ノンカバード
	TTS or OTW	TTS	TTS or OTW
	プロキシマルリリース，ディスタルリリース	ディスタルリリース	ディスタルリリース
長さ	5.8〜15 cm	6〜12 cm	6〜12 cm
径	10〜23 cm	18〜22 cm	18〜25 cm
販売社数	6社	3社	2社

（2018年1月現在）

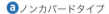 ノンカバードタイプ　　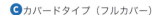 カバードタイプ（パーシャルカバー）　　カバードタイプ（フルカバー）

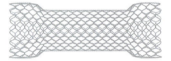
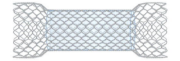
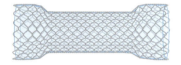

図4 カバードタイプ・ノンカバードタイプのステントの種類
ⓑは一部がカバーになっているタイプです．

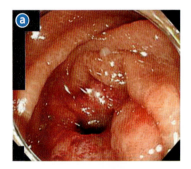
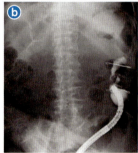
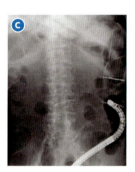
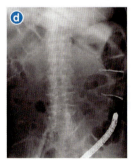
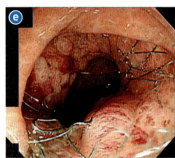

図5 全周性大腸がんに対するメタリックステント留置術
ⓐステント留置前の内視鏡画像，
ⓑステント留置前の透視画像（造影），
ⓒガイドワイヤー留置後の透視画像，
ⓓステント留置後の透視画像，
ⓔステント留置後の内視鏡画像．

③狭窄部にガイドワイヤーを通過させてステントのデリバリーシステムを沿わせていきます．OTW法ではスコープを抜去してから，TTS法では鉗子チャンネルを通過させながら進めます．
④狭窄部とデリバリーシステムの透視マーカーを確認し，位置が決まったらゆっくりとステン

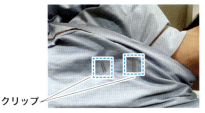

図6 体表にクリップを貼り付けている様子
食道ステント留置の位置決めとして，狭窄部の指標となるようにマーキングを行う（透視下で視認が可能となる）

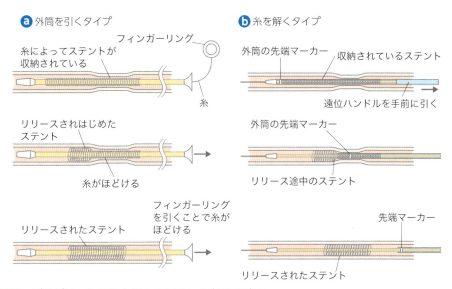

図7 デリバリーシステムによるステント留置の流れ
（文献1を参考に作成）

トをリリースしていきます．デリバリーシステムは外筒を引くタイプと，糸を解くタイプがあります（図7）．

⑤留置後は内視鏡画面と透視下で造影剤を用いて，位置，出血や穿孔などがないか確認します．

■ 文　献

1）「大圃組はやっている！！消化器内視鏡の機器・器具・デバイスはこう使え！」（大圃 研/編），pp277-286，金芳堂，2017
2）「消化器内視鏡技師のためのハンドブック 改訂第7版」（日本消化器内視鏡学会消化器内視鏡技師制度委員会/監，松井敏幸，他/編），pp192-199，医学図書出版，2016
3）「技師＆ナースのための消化器内視鏡ガイド 改訂第2版」（田村君英/編），pp236-241，学研メディカル秀潤社，2017

〈志賀拓也，大圃　研〉

第2章 内視鏡介助のポイント 〜これができれば褒められる！〜

⑥消化管拡張術

2 バルーン拡張 movie

拡張器の見るべきポイントとは？

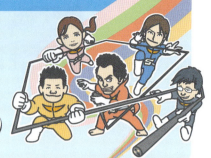

Case

食道バルーン拡張術でのワンシーン

医師：よし，じゃあ拡張しよう．まずは2 atmからお願い．
介助者：はい！（拡張器グイグイグイグイ！）2 atmです！
医師：ちょっとちょっと〜，もうちょっとゆっくり！
　そして拡張圧も0.5，1，1.5…とカウントしてほしいな．
介助者：ええ！？ 一気に加圧したほうが，よく拡がると思ってました〜
医師：それは危ないよ…．物理的に拡げるんだから少しずつしなきゃ．
介助者：確かに！ 今やってる加圧ダイエットも段階的にやってます！
医師：ん〜ちょっと違うかな（苦笑）

　さて，皆さんはCaseの介助者がなんで怒られたかわかりますよね？ バルーン拡張術は偶発症として出血・穿孔といったリスクを伴います．また，穿孔に関しては1〜8％の確率で起こるとされているため，拡張器を操作する責任は重大です．ここでは拡張時のポイントや圧力器の見るべきポイントについて解説していきます．

1 バルーン内に空気は入れない

　まず基本的なことですが，バルーンを充填させるのは液体のみにしましょう（蒸留水か造影剤を混合させた蒸留水）．空気は圧力によって体積が変動するため確実な加圧ができなくなってしまいます．バルーン内に空気が混入している場合は，一度デフレートして空気をシリンジ内に引き込みましょう（図1）．また，使用前は空気抜きを行うとよいでしょう movie⓰．

 お役立ちmemo

空気抜き時にバルーンを拡張しないように気をつけましょう！ 一度膨らんだバルーンはスコープに挿入しにくくなってしまいます．

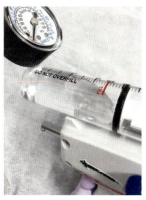

図1 残った空気が引き込まれている様子

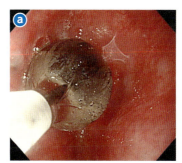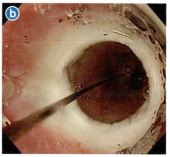

図2 バルーンとスコープの距離の違い
ⓐスコープとバルーンとの距離があると，拡張中の狭窄部が見えにくいです．
ⓑスコープとバルーンを密着させることでバルーン越しに狭窄部を視認できます．

2 加圧はゆっくりじんわりと

　　拡張術は狭窄部を引き伸ばしているのではなく，意図的に裂創させて管腔を拡げています．ですので一気に加圧したり，抵抗が強いのに無理に加圧すると，大出血や穿孔をきたしてしまいます．加圧はゆっくりと，抵抗を感じながら行い，違和感があったらいったん手を止めるようにしましょう．

3 圧力のキープ中，だんだん圧が下がってくるのは？

　　目的の圧力まで加圧できたらしばらくの間キープします．その際に圧がじわじわと低下する現象をみると思いますが，なぜでしょう？ スタッフに質問すると"押し返されているから"と答える人が多いのですが，それは違います（押し返されたら圧は逆に高くなるはずですよね）．正解は"狭窄部が拡がっていっているから（拡張されているから）"です．狭窄部が拡がることで，バルーンの圧力に反発する力が緩んでいくということです．圧が下がる現象が止まったら，圧力に対する拡張バルーンの径まで狭窄部が拡張したことを示します．

4 内視鏡画面では狭窄部を確認しながら拡張

　　拡張中の狭窄部を視認できるのは知っていますか？ バルーンとスコープを密着させることで，バルーン越しに狭窄部が拡張されている様子を見てとることができます（図2）．これによって何気圧から裂けはじめたのか，現在の裂創の度合いはどうなのか，を確認することができます．

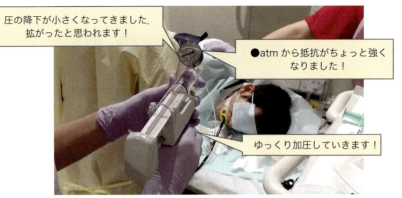

図3 感覚や情報は常に術者と共有する

 お役立ちmemo

この稿は重要なのでまとめを入れておきます！
・拡張バルーン内の空気抜きはしっかりと
・加圧はゆっくり無理をせず
・抵抗に違和感があったら手を止める
・圧キープ中は圧ゲージの変化を監視する
・圧の低下の大きさによって，狭窄部の拡張度合いを予測する
・スコープとバルーンを密着させ狭窄部を確認しながら拡張する

ホメられポイント

加圧しているときの抵抗や圧ゲージの動き幅は，介助者にしかわからない情報です．バルーン拡張術はリスクの高い処置ですので，術者と情報を共有しあって安全に施行しましょう（図3）．

■ 文 献

1) 松井敏幸，他：消化管狭窄に対する拡張術とステント療法ガイドライン．「消化器内視鏡ガイドライン 第3版」（日本消化器内視鏡学会/監，日本消化器内視鏡学会卒後教育委員会/責任編集），pp234-246，医学書院，2006
2) 「消化器内視鏡技師のためのハンドブック 改訂第7版」（日本消化器内視鏡学会消化器内視鏡技師制度委員会/監，松井敏幸，他/編），pp192-195，医学図書出版，2016

〈志賀拓也，大圃 研〉

第2章 内視鏡介助のポイント 〜これができれば褒められる！〜

⑥消化管拡張術

3 消化管ステント拡張

フォースを感じる

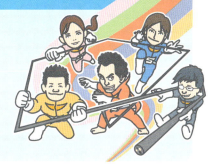

Case

ステント留置中

医師：よし，ステントの位置はよさそうだな．長さも悪くなさそうだ．
介助者：わかりました．じゃあ，ステントリリースします．
医師：おい，一気にいくなよ〜．
介助者：もちろんですよ．今，両手にフォースを感じています．
医師：….

0 はじめに

　消化管ステントには食道用・胃十二指腸用・大腸用があり，ワイヤーの編み込み，リリース法，カバーの有無などによりさまざまな種類があります．すべての種類を覚える必要はありませんが，最低限自施設で取り扱っているステントの特性・使用法についてはおさえておく必要があります．

1 フォースとショートニング

　消化管ステントにはメタリックステントを用いますが，正しい位置に留置するには，2つのフォースとショートニングについて知る必要があります．

- ラジアルフォース：筒状に広がろうとする力．
- アキシャルフォース：真っ直ぐになろうとする力．
- ショートニング：ステントをリリースした後の短縮や，ステントが拡張するにつれてしだいに短縮すること．ワイヤーの編み込み方，アキシャルフォースの強さによってショートニング率が異なります．すなわち，ステントは長軸方向では伸び縮み現象があるということです．

　なるほど，フォースは強い方がいいんだなと思うかもしれません．しかし，屈曲部でのステント留置にはキンク（折れ曲がり）するリスクや，腸管に負荷がかかっていまい穿孔するリスクもあります．

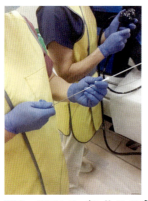
図1 ステント（Pullタイプ）

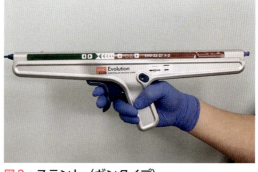
図2 ステント（ガンタイプ）

　また，ショートニングはしない方がサイズが決めやすくていいよな，と思うでしょう．しかし一方で，ショートニング率が低いとステントの留置中の微調整がききにくいといった弱点もあります．ですから，柔軟性と拡張力（フォース）のバランスを考慮することがポイントとなります．

2 フォースを感じるコツ 〜ディスタルからの展開例〜

①狭窄部位を越えたところからゆっくり展開（拡張）させます．
②展開がはじまるとpullタイプ（図1）では「スッ」と抜ける感じがします．
③透視画面と内視鏡画面を確認しながら展開していきますが，狭窄部位にかかると前方に引っ張られる力が強くなります．介助者は内視鏡画面でステントの下端と透視画面の両方を確認しながらゆっくりと展開操作をします．医師との呼吸を合わせた共同作業となります．ピストル型のガンタイプ（図2）であれば1回の展開が5mmずつとなりますので，初心者には向いているでしょう．
④狭窄部を越えて手前まできたら完全に展開します．

お役立ちmemo

　展開を開始したときには一呼吸おきましょう．決して一気に展開してはなりません．狭窄部位より肛門側から（下部消化管では口側から）展開し，医師は手元に引きつけるように把持します．介助者は医師の引き付けているテンションを感じながらステントを展開し，狭窄部位より口側（下部消化管では肛門側）までステントがきたら一気に展開します．留置に際してはショートニングが起こることを考慮した展開がコツです．

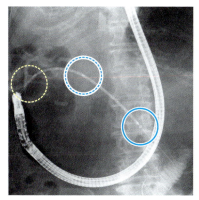

図3 十二指腸ステント留置
◎：ステント下端，◌：限界マーカー，
○：ステント先端

3 位置がうまく合わないときの対処

　編み込み型では3回まで再収納ができるステントがあります（第2章-⑦-5を参照）．限界マーカー（図3）を越えなければやり直しができます．透視画面で限界マーカーを確認しながら展開しましょう．

ホメられポイント

　QOLの改善を目的として行うことが多い処置です．いいかえると，対象となる患者さんの全身状態は良好とはいえません．処置に伴う身体的侵襲は比較的少ないものの，穿孔などの偶発症が発生すると致死的になりえます．慎重に安全・確実な処置を心がけましょう．

文　献
1）「大圃組はやっている！！消化器内視鏡の機器・器具・デバイスはこう使え！」（大圃 研/編），金芳堂，2017
2）大牟田繁文，他：十二指腸ステントに用いる処置具を使いこなすコツ．消化器内視鏡，27：1350-1353，2015
3）斉田芳久：大腸ステントに用いる処置具を使いこなすコツ．消化器内視鏡，27，1354-1358，2015

〈佐藤貴幸，大圃　研〉

第2章 内視鏡介助のポイント ～これができれば褒められる！～

⑦ ERCP

1 ERCPの基礎知識

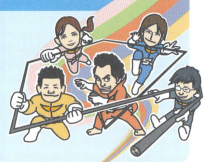

0 はじめに

　ERCP（endoscopic retrograde cholangiopancreatography：内視鏡的逆行性胆管膵管造影法）は胆管・胆嚢・膵臓疾患の診断に有用な検査です．十二指腸まで内視鏡を挿入し，十二指腸乳頭から造影剤を入れ，胆管・膵管をX線透視下で造影します．しかし，侵襲が大きい検査であり，事前の画像検査（EUS・CT・MRI）でほとんどの診断がつくことにより，現在は診断目的での単なる造影を行うことは少なくなりました．ERCPは腹臥位で鎮静した後に行います．ERCP後の重篤な合併症として急性膵炎があります．

　ERCPとは単に造影検査のみを指しますが，ERCPから発展してESTやステント留置などさまざまな治療へ展開することから，総称を **ERCP関連手技** といいます．

1 適応

- 胆道や膵管に異常な形態がみられる疾患．
- 胆管結石・胆嚢結石・閉塞性黄疸をきたす疾患〔胆管がん・膵臓がん・乳頭部がん・その他の良性疾患での胆管狭窄（IgG4関連疾患など）〕．

2 禁忌

　以下に該当する患者さんにはERCPは禁忌です．
- スコープの挿入が困難な場合．
- 全身状態が極度に不良な場合．
- 急性膵炎：乳頭への陥頓結石の場合はERCP関連手技の適応となります．
- ヨードアレルギー：血管内投与ではないので禁忌ではないですが慎重投与となります．

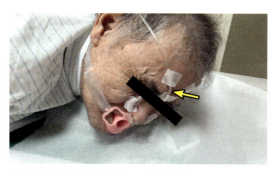

図1 顔の向きとカニューレの固定
高齢者では腹臥位での圧迫でもカニューレによる皮膚トラブルを起こすことがあります．カニューレの固定にも配慮しましょう．

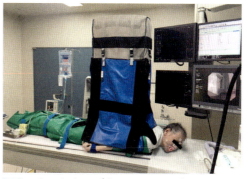

図2 ルートキープとモニタリング
ルートキープとモニタリングは必須です．
患者さんの被曝と医療者の被曝を常に考慮しなければなりません．

3 検査方法

①食道胃十二指腸鏡（EGD：esophagogastroduodenoscopy）に準じた前処置（咽頭麻酔など）を行います．

②X線透視台に腹臥位で，顔は右側に向くように体位をとります（図1）．

③モニターを装着し，バイタルを測定します（図2）．

④マウスピースを装着し固定します（ベルトつきがよいでしょう，図1）．

⑤鎮静薬を投与します：鎮痛薬（ペチジン塩酸塩・ペンタゾシン）と鎮静薬（ミダゾラム・ジアゼパムなど）を併用しましょう．

⑥患者さんの鎮静が得られたら術者が十二指腸スコープを挿入します．

⑦スコープが乳頭に到達したら，鉗子口から造影カテーテルを挿入し，画面に先端が映ったら造影剤でカテーテル内をフラッシュします．

⑧カテーテルが胆管内もしくは膵管内に挿管されたら，医師の合図でゆっくりと造影を行います．

以後は他稿で解説する治療へと展開していきます．

お役立ちmemo

あらかじめ造影カテーテルにガイドワイヤーが装着できるタイプがあります．造影を先行する場合とガイドワイヤーを先行させる場合があります．医師の好みと症例によりいつも同じではないことを理解しておきましょう．

4 万全な準備を怠らず

ERCPは通常のEGDや全大腸内視鏡検査（TCS：total colonoscopy）とは違い，より深い鎮静となります．予期せぬ偶発症に対応ができるように，救急カート・鎮痛薬および鎮静薬に対する拮抗薬はすぐに使用できるよう万全な準備をしておきましょう（第3章-④-2を

参照).

　また，腹臥位での検査・治療でかつ時間も要することから患者さんの観察には十分な注意が必要です（第3章-④-1を参照）.

■ 文　献
1）「ナースのためのやさしくわかる内視鏡検査・治療・ケア」（工藤進英/監），ナツメ社，2013
2）「内視鏡検査・治療・ケアがよくわかる本」（田中雅夫/監，清水周次/編），照林社，2004

〈佐藤貴幸，大圃　研〉

第2章 内視鏡介助のポイント ～これができれば褒められる！～

⑦ ERCP

2 ガイドワイヤー操作 movie

狙った枝に挿入，出し入れ

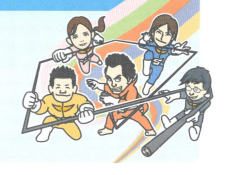

Case

胆道ドレナージをする際の1コマ

医師：ガイドワイヤーで狭窄を突破して末梢まで留置して．

介助者：ガイドワイヤーを押しているのに進まないんです．逆に跳ね返されて入れられません．うーん．難しい．

　ガイドワイヤー操作では，ただ押せば進むわけではありません．こんなときはどうしたらいいのでしょう…．

　ガイドワイヤー操作は経験がある人とない人では精細さに差がでます．つまり熟練（回数を重ねること）度合が奏功へのカギとなりますが，熟練者とはワイヤーの性質をよく知っている人でもあるのです．どれも同じ扱いをして操作をしている訳ではありません．ここでは熟練者に近づくための秘訣をお教えします．

1 ガイドワイヤーの性質と特徴

　まずは性質と特徴を知りましょう．通常のERCP関連手技で用いられるガイドワイヤーは450 cm程度と，他疾患で使用するガイドワイヤーよりも長いのです．また先端の形状は真っ直ぐなストレートタイプや少し斜めのアングルタイプ，Jの形をしたJタイプもあります（図1）．太さも0.018〜0.035インチのものまであり多種多様です．

　また悪性腫瘍などで狭窄突破が困難な症例では260 cmの短いガイドワイヤーを用いるこ

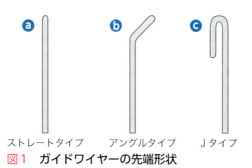

図1　ガイドワイヤーの先端形状

とでトルク（回転する力の効果）が先端に伝わりやすく，比較的自在に操ることができるので，戦略として必要になります．

2 実際の操作方法は…

まず，乳頭へアプローチしたら胆管造影を行います．胆管の狭窄部位に造影剤がわずかでも流れるか否かをよく確認します．透視で狭窄部位を拡大して観察すると詳細な情報が得られます．わずかにでも造影剤が流れた場所があれば，そこからガイドワイヤーをアプローチします．

ホメられポイント

ガイドワイヤーに造影剤が付着すると滑らなくなります．常に生理食塩水に浸すか生理食塩水で濡らしたガーゼで拭きとります．また，長いワイヤーなので油断すると床についてしまったり不潔になることが懸念されます．ガイドワイヤー操作をしている介助者の横か後ろで収納のお手伝いをしてくれると，とっても助かります（図2）．

ここで大切なのは**ただ押し当てるのではなく，先端を引っかけて回転させながら微妙に押し引きする**ことです．押して進めるのではなく回転で進めます．時間をかけながら焦らず「回転で滑り込ませる」といったイメージで進めましょう．先端を引っかける操作ではアングルタイプを選択した方がよいでしょう movie⑰．回転させるときには**右手の親指と人差し指の腹を用いてゆっくり"くるくる"**（図3）と回します movie⑱．ゆっくり回すことで微妙な操作ができるようになります．まったく造影剤が流れないときには，先端を引っかける操作を繰り返し行います．入り口にガイドワイヤーがヒットしたら同じように，回転で滑り込ませます．**入り口にぶつかった瞬間に嬉しくなって押してはいけません**．ゆっくり"くるくる"ですよ．

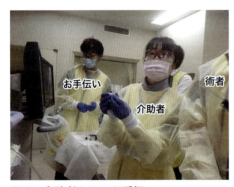

図2　介助者とそのお手伝い

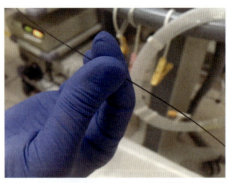

図3　指の腹を使ってゆっくり"くるくる"と回す movie⑱

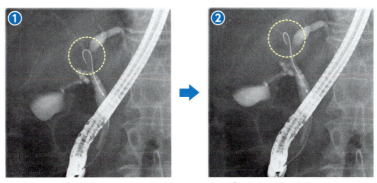

肝門部でループを作成．　　　　　　　ループの部分で押し進めている．

図4　ループテクニック

　これらはすべてのガイドワイヤー操作に精通します．また，先端の軟性部分でループを作り，ループの部分で押し進めるループテクニック（図4）も修得しておくと枝の選択や狭窄突破に応用できるようになります．ループテクニックとは，ガイドワイヤーの先端を丸めて，その丸めた部分で押し進める手技です．

 お役立ちmemo

　胆嚢管を探るときは必ずラジフォーカス®でアプローチを使用しましょう．柔らかいガイドワイヤーでなければ，胆嚢管を損傷してしまいます．ENGBDではラジフォーカス®をそっと用意しておくとポイントアップですね．

■ 文　献

1）「大圃組はやっている！！消化器内視鏡の機器・器具・デバイスはこう使え！」（大圃 研/編），金芳堂，2017

〈佐藤貴幸，大圃 研〉

第2章 内視鏡介助のポイント 〜これができれば褒められる！〜

⑦ ERCP

3 EST/EPBD

乳頭処置の狙いどころはここだ！

Case

ESTの準備もEPBDの準備も必要…!?

医師：これからESTやるので，準備よろしく〜．EPBDになるかもしれないな．
介助者：わかりました（ESTは乳頭切開で，EPBDはバルーン拡張だよな…）．
医師：ほら，時間ないよ．
介助者：ちょっと待ってくださいね（準備するもの何だっけ…）．

　ここでは割と専門的な略語がたくさん出てきます．医師は何をしたいのか…？？？とならないためにも，まずは頻出の略語（表1）について簡単におさらいしておきましょう．

表1　ERCP関連手技で主に用いられる用語

ERCP	endoscopic retrograde cholangiopancreatography（内視鏡的逆行性胆管膵管造影法）
EST	endoscopic sphincterotomy（内視鏡的乳頭括約筋切開術）
EPST	endoscopic pancreatic sphincterotomy（内視鏡的膵管口切開術）
EPBD	endoscopic papillary balloon dilation（内視鏡的乳頭バルーン拡張術）
EPLBD	endoscopic papillary large-balloon dilation（内視鏡的乳頭大口径バルーン拡張術）
EBD	endoscopic biliary drainage（内視鏡的胆道ドレナージ）
EBS	endoscopic biliary stenting（内視鏡的胆道ステント留置術）
EPS	endoscopic pancreatic stenting（内視鏡的膵管ステント留置術）
ENBD	endoscopic naso-biliary drainage（内視鏡的経鼻胆道ドレナージ）
ENGBD	endoscopic naso-gallbladder drainage（内視鏡的経鼻胆嚢ドレナージ）
ENPD	endoscopic naso-pancreatic drainage（内視鏡的経鼻膵管ドレナージ）
EP	endoscopic papillectomy（内視鏡的乳頭切除術）

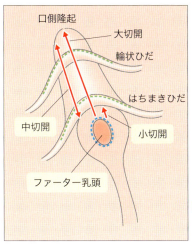

図1 切開幅
切開範囲ははちまきひだを越えない切開が小切開，口側隆起上縁までの切開が大切開，その中間が中切開．

1 EST（内視鏡的乳頭括約筋切開術）

1）処置の目的で切開の大きさが変わる

　まずはESTの目的が胆管結石の結石除去なのか悪性胆道狭窄に対するステント留置なのかを把握しましょう．総胆管結石であれば，結石の大きさによって小・中・大の切開幅が選択されます．"はちまきひだ"を越えない切開を**小切開**，輪状ひだを越えて"口側隆起上縁"までの切開を**大切開**，その中間が**中切開**と定義されています（図1）．中切開以上になると出血や穿孔のリスクが高くなるので年齢と出血，再発のリスクを十分考慮する必要があります．
　8.5 Fr以上のプラスチックステントやメタリックステントの留置時や，EPLBDの前段階には小切開が有効です．

お役立ちmemo

　胆管結石では基本的には中切開，大結石の場合は小切開＋EPLBD，太径のステント留置では小切開が選択されることが多いです．大切開は穿孔や出血のリスクが高くなることから，EPLBDの登場以降は本当に必要な症例以外では行わない風潮になってきました．

2）ナイフの特徴を理解する（図2）

　パピロトーム（ESTナイフ）にはカッティングワイヤーが引き弓状のpull型，ワイヤーを押し立てるpush型，両方できるpush・pull型があります．また現在では胆管のアクセスも確保され安定性が高いことから，ガイドワイヤー誘導下のパピロトームが主流となっています．胆管挿入困難時や嵌頓結石時には針状ナイフ（図2c）を，また術後再建腸管例に関しては，肛門側からのアプローチが必要なことが多くBillroth II 法再建に図2bのパピロトームを使用することもあります．

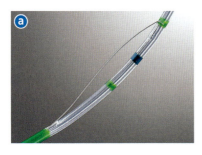 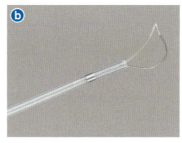 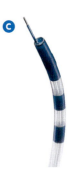

図2 ESTナイフの形状
ⓐ通常型のパピロトーム（画像提供：オリンパス株式会社），ⓑSoehendra® BII Sphincterotome（画像提供：Cook Medical社），ⓒ針状ナイフ（画像提供：オリンパス株式会社）．

3）いざ切開！

まず乳頭との距離や切開方向を医師とイメージ統一します．小切開・中切開・大切開のラインを内視鏡画面で確認します．切開方向の目安は乳頭の11時から12時方向です．このとき，**パピロトームのワイヤーを張りすぎないようにする**ことが大切です．ワイヤーを張りすぎるとナイフの向きが13時方向に向きやすくなり，出血のリスクが高くなります．また張力がかかりすぎて，一気に切開されることで穿孔のリスクも高くなります．術者とシンクロした介助が必要ですし，前述知識は最低限必要ですので頭に入れておきましょう．

2 EPBD（内視鏡的乳頭バルーン拡張術）

出血や穿孔のリスクがESTに比べると少なく，術後の乳頭機能の温存が期待できることから，若年者・抗血栓薬服用者や出血傾向のある患者さん・術後再建腸管例などではEPBD（φ6 mmや8 mmのバルーン）が選択されることが多いです．

ガイドワイヤーを胆管内に挿入できたら，バルーンカテーテルを乳頭に挿入します．バルーンの中央が乳頭にくるように位置決めをし，ゆっくりと拡張をします．胆管内へバルーンが引き込まれないように十分注意しつつ，加圧はゆっくり優しく行いましょう．徐々に加圧するとバルーンの中央にノッチ（図3）が見えてきます．ノッチをX線透視で確認し，ノッチが消失するまで拡張します．ノッチが消失したら，ただちにバルーンを解除します．EPLBDも同様です．バルーン内の造影剤は，筆者らはガストログラフィンを生理食塩水で半分に希釈したものを用いています．内視鏡画面では出血や穿孔が起こらないかの確認を，透視画面ではノッチだけでなく，バルーン径が胆管径を越えないかを同時に観察する必要があります．

お役立ちmemo

新品のバルーン内にもごくわずかな空気が含まれています．挿入前にはデフレーションを行いしっかり脱気することで，拡張時には造影剤がきれいにバルーンに入っていってくれます．空気が入っているとバルーンを拡張しているにもかかわらず，透視画面では膨らんでいないように見えてしまうことがあり，とても危険です．

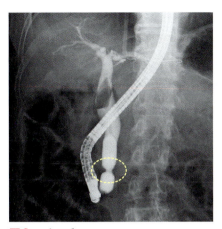

図3 ノッチ
○の"くぼみ"を「ノッチ」といいます．

ホメられポイント

　術者，第二助手とも役割が多いのがERCPの介助です．処置具の出し入れ，処置介助，内視鏡・透視画面の確認など多岐にわたり，覚えないといけない用語も多いでしょう．わからないことがあれば術前に確認するようにしましょう．術時に確認するより100倍マシです．慣れてくると術者の先回りをした介助ができるようになるはずです．

■ 文　献

1）「DVD-Videoで見る治療内視鏡3 胆道・膵の治療内視鏡」（辻　忠男，宮谷博幸／編），メジカルビュー社，2007
2）藤田直孝：総胆管結石症に対するESTとEPBDの使い分け 総論．27：1420-1421，2015

〈佐藤貴幸，大圃　研〉

第2章 内視鏡介助のポイント 〜これができれば褒められる！〜

⑦ ERCP

4 採石術 movie

わたしの介助は幸石術！

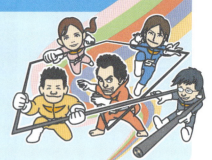

> **Case**
>
> **採石術中の会話**
> 医師：結構な大きさの結石だな．まずは砕石バスケットを使おう．
> 介助者：了解です．
> 医師：あれ！ 乳頭で嵌頓してしまった．困ったな〜．
> 介助者：先生，慌てることなかれ．レスキューでエンドトリプターを使いましょう．
> 医師：お，おう（こいつ成長したな…）．

　採石術は，結石径に応じてバスケットカテーテルとバルーンカテーテルを使い分けます．サイズが大きくビリルビン結石で石灰が強く硬い場合には破砕用バスケットを用いて結石を小さくした後に採石を行います．事前の画像検査である程度の情報が得られますが，最終的には胆管造影にて結石の個数，形態，大きさを確認のうえで治療方針を決定します．また，採石の前に，前述のESTやEPBDを行っておくのが基本となります．近年では，大きい結石でもEPLBDを行った後に破砕用バスケットで砕石せずに採石することも多く行われています．

1 結石除去での処置具

1）砕石バスケット（図1）

　機械的砕石具（BML）といい，バスケット＋ハンドルからなります．通常はバスケット内に結石を収納し，破砕せずに引き抜きます．このとき，バスケットは絞扼せずゆるゆるのままで引き抜くのがコツです．結石がもし乳頭に嵌頓してしまっても慌てる必要はありません．このタイミングで砕石を行えばいいのです．
　また，バスケットにはガイドワイヤー誘導式と非ガイドワイヤー誘導式があります．砕石バスケットはコシが強い（硬い）ので胆管挿入時に十二指腸や腸管穿孔を起こすリスクがあります．ガイドワイヤー誘導式を用いると胆管挿管率の向上と穿孔のリスクを下げることができますよね．

2）採石バスケット（図2）

　乳頭の開大径より小さい結石であれば採石バスケットを用います．ガイドワイヤー誘導式

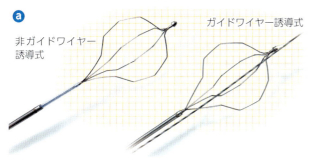
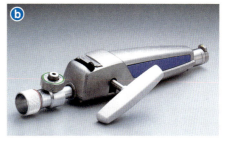

図1　砕石バスケット
ⓐ砕石バスケット（画像提供：オリンパス株式会社），ⓑハンドル（画像提供：オリンパス株式会社）．

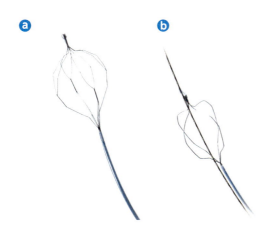
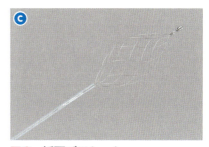

図2　採石バスケット
ⓐ非ガイドワイヤー誘導式（画像提供：オリンパス株式会社），
ⓑガイドワイヤー誘導式（画像提供：オリンパス株式会社），
ⓒらせん構造のバスケット（画像提供：Cook Medical社）．

と非ガイドワイヤー誘導式があり，先端のワイヤーには4線・6線・8線のタイプがあります．バスケットの先端は，砕石バスケットほどコシがないので，ガイドワイヤー非誘導式でも軸がしっかり合えば胆管挿管は難しくありません．

結石は砕石バスケットと同様にバスケット内に収納し，ゆるゆるのままで引き抜きます．バスケットにもさまざまな形状があり，らせん構造になっているものは砕石後のバラバラになった極小結石の回収に役立ちます．欠点としては，結石を砕石できないので嵌頓してしまうとたいへんです．嵌頓したときのレスキュー（結石を把持して除去する）にBML-110-A-1（オリンパス株式会社）やSoehendra® Lithotriptor Handle（Cook Medical社）といったエンドトリプター（図3）が発売されているので常備しておきましょう．

お役立ちmemo

ERCP関連手技は腹臥位で行います．胆管の位置関係から考えると左の肝内胆管が一番床側になります．つまりB2・B3が低い位置となることから，最初の乳頭直上での造影後は左の肝内胆管に結石が進んで行ってしまいます．CTやMRIで結石があったにもかかわらず，総胆管での造影で結石が見つからない！なんてときは左の肝内胆管へガイドワイヤーでアプローチを行い，左肝内胆管造影を行うと理にかなっていますね．

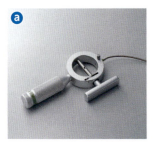 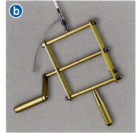

図3　エンドトリプター
ⓐ BML-110-A-1（画像提供：オリンパス株式会社），ⓑ Soehendra® Lithotriptor Handle（画像提供：Cook Medical社）．

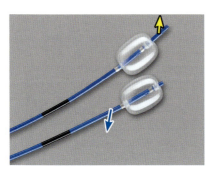

図4　採石バルーン
→：プロキシマル．バルーンの下端から造影するタイプ．
→：ディスタル．カテーテルの上方から造影するタイプ．
（画像提供：Cook Medical社）．

3）採石バルーン（図4）

　バルーンカテーテルは，胆管径に合わせてバルーンを拡張させ，胆管壁に密着させ，造影をしながら十二指腸まで引いてくることで結石や泥を除去します．

　造影する位置にはディスタル（カテーテルの先端側）もしくはプロキシマル（バルーンより下の手元側）の2種類があります．EST後であればエアの逆流があるので肝門部で造影を行い，バルーンを胆管径に膨らませて総胆管へ引き込むときれいな胆管造影が臨めます（ディスタルの場合）．また，バルーン径は手元の三方活栓で調節できます movie⑲．また採石（砕石）バスケットでの結石および破砕片を除去後にも，バルーンカテーテルで造影し遺残結石の有無を確認します．

 お役立ちmemo

　過度の造影やバルーンカテーテルで胆管クリーニングを行う際は胆管の内圧が上昇し，迷走神経反射を起こす場合があります．一時的な徐脈になったり，鎮静下でも患者さんは強い痛みを感じます．患者さんの体動がある場合や徐脈になっている場合は透視画面を注目してみましょう．

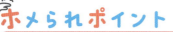

　確実な採石（砕石）術の成功のためには適切な造影も大事な要素です．過度の造影は結石が見にくくなるばかりではなく，肝内胆管に移動してしまうリスクもあります．また，造影時にエアが混入すると，結石との判断がつきません．造影悔いるなかれです．

■ 文　献

1）「胆膵内視鏡の診断・治療の基本手技 第3版」（糸井隆夫/編），羊土社，2017
2）「大圃組はやっている！！消化器内視鏡の機器・器具・デバイスはこう使え！」（大圃 研/編），金芳堂，2017

〈佐藤貴幸，大圃　研〉

第2章 内視鏡介助のポイント 〜これができれば褒められる！〜

⑦ ERCP
5 胆管ステンティング
選択から留置の極意

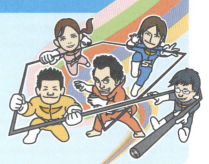

Case

医師：今日の患者さんにはステントを挿入する予定だよ．
介助者：プラスチックですか？ メタリックですか？
医師：ブレイデッドのパーシャルステントを入れるつもりだよ．
介助者：（なんのこっちゃ？？）

0 はじめに

　胆道ステントは材質によって**プラスチックステント（PS）**と金属製で自己拡張力を有する**メタリックステント（MS）**があります．おのおのさらに細かく種類が分かれているので，それぞれの特徴と適応を把握しておく必要があります．

1 プラスチックステントとメタリックステントの適応

　PSは安価で交換が可能であり，留置も容易です．ただ3〜5カ月で閉塞しますので，長期留置には向いていません．MSは内腔が大きく確保されていることにより長期の開存が期待できます．一方，一度閉塞すると，抜去が困難といった問題点があります．ですので，一般的には良性狭窄には使用すべきではありません．

1) プラスチックステントを入れる症例

- MSを入れるまでの一時減黄．
- 予後不良で余命が短い（半年以内程度）場合．
- 積上げ大結石で一時的なドレナージを行い，結石が小さくなるまで保存的加療の場合．
- 全身状態不良や抗血栓薬内服中で緊急的な処置が困難な場合の一時的なドレナージ．
- ERCP関連手技で思ったより時間を要したため後日再度加療，とする場合の一時回避．

2) メタリックステントを入れる症例

- 予後不良な切除不能悪性胆道閉塞（膵頭部がんや胆管がんなど）

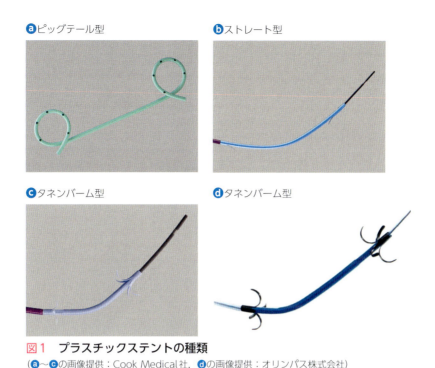

図1　プラスチックステントの種類
(ⓐ～ⓒの画像提供：Cook Medical社，ⓓの画像提供：オリンパス株式会社)

2 ステントの種類

1) プラスチックステント

　　多数のラインナップがあり，径は5 Fr～14 Frで長さは3～15 cmまで，また先端形状により**ピッグテール型**，**ストレート型**，**タネンバーム型**があります（図1）．通常はストレート型を使用しますが，拡張した総胆管や左肝内胆管への留置ではピッグテール型を使用することも選択の1つです．またステント単体で別にガイディングカテーテルやプッシングカテーテルを用いるものと，ステントがこれらにプレロードされた一体型があります．別体型はステントとプッシングカテーテルで押して進ませます．一体型はガイディングカテーテルにステントがのせてあり，そのプロキシマルをプッシングカテーテルで押し進めます．糸付きもあり微妙な位置調整やinside（胆管内に入れること）も可能です．

2) メタリックステント

　　メッシュの形状により**編み込み型**（ブレイデッド）と**レーザーカット型**（図2a, b）に，カバーの有無で**アンカバード**，**パーシャルカバード**，**フルカバード**（図2c～e）に大別されます．ブレイデッドは限界マーカまでであれば3回までやり直しが可能な製品もあります．また，レーザーカットよりも柔軟性があり，引き抜くことも可能です．しかし，短縮といって，留置後に短くなるのが難点です．一方，レーザーカット型は金属の筒をレーザーでカットしてつくられています．短縮がほとんどないので位置決めが容易です．しかし，一度展開をはじめると再収納ができません．正確な位置決めをして展開しましょう．

ⓐ編み込み型（ブレイデッド）　　　　　ⓑレーザーカット型

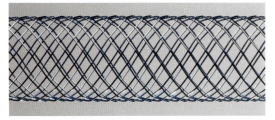
（画像提供：ボストン・サイエンティフィック ジャパン株式会社）

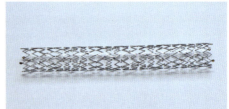
（画像提供：日本ゼオン株式会社）

ⓒアンカバード　　ⓓパーシャルカバード　　ⓔフルカバード

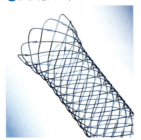
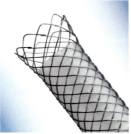
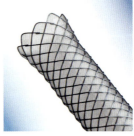

（画像提供：ボストン・サイエンティフィック ジャパン株式会社）
（画像提供：ボストン・サイエンティフィック ジャパン株式会社）
（画像提供：ボストン・サイエンティフィック ジャパン株式会社）

図2　メタリックステントの種類

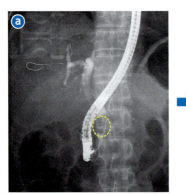
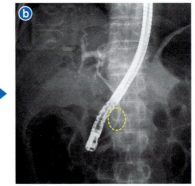

◯：部分が胆管狭窄部位です．　　　狭窄を越えていることを確認しましょう．

図3　プラスチックステント留置

3　実際の留置

1）プラスチックステント（図3）

①まずはガイドワイヤー胆管内の狭窄部位を突破し，拡張した胆管まで造影カテーテルを進めます．

②拡張している胆管から胆汁を吸引した後に，造影を行い狭窄部位の長さと乳頭部から狭窄部位までの距離，狭窄部上流の状態を確認します．

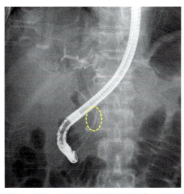
図4 メタリックステント留置
○：部分が胆管狭窄部位です．24〜48時間かけて最大径に拡張します．

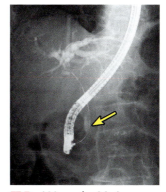
図5 WranglarMajor
⇨：透視下で1cm刻みでマーカーが白→黒→白→黒と交互に見えます．

③ガイドワイヤーを残し造影カテーテルを抜去しプラスチックステントを狭窄部位へ送ります．ステントがしっかりと狭窄部位を越えていることを確認します．

④留置ステント下端を確認しながらステントデリバリーまたはガイドワイヤーを抜去してステントを留置します．介助者がガイドワイヤーに引きのテンションをかけながら挿入するとスムーズにいきます．

2) メタリックステント

　留置方法はプラスチックステントの一体型と基本的には同じですが，正しい位置にステントを展開するには手元での操作が重要になります．ポイントは一度期に展開するのではなく徐々に展開することです（図4）．展開しはじめたときに手元の抵抗が一気に抜ける感じがしますので，この先の展開は透視で先端の位置がズレないようにしっかりと見ながら行いましょう．乳頭から十二指腸へ下端を出すときは内視鏡下でステントの下端の位置も同時に見なければなりません．位置や長さを計測できるガイドワイヤー（図5）を用いると1cm間隔でのマーキングが透視下で確認しながらの留置が可能です．

お役立ちmemo

　ステント交換では，鉗子チャンネル内から把持鉗子による直接抜去と，現在留置してあるステント内にガイドワイヤーを通してガイドワイヤー越しにスネアを通してステントを抜去する方法があります．7Frではどちらの方法も可能ですが，8.5Frでは後者で行わなければなりません．10Fr以上になると鉗子チャンネル内での引き抜きは不可能になります．これが頭に入っていると使用するスコープとデバイスの準備ができますね．

ホメられポイント

まずは自施設にあるステントの種類をすべて確認しておきましょう．頻回に使用しないものは自施設に在庫を置いていない場合もあると思います．医師と事前に打ち合わせをして準備しておくとよいでしょう．

■ 文　献
1) 岩野博俊, 他：胆道ドレナージの手技と使い分け 総論. 27：1429-1432, 2015
2) 菅野良秀, 藤田直孝：胆管金属ステント留置の一工夫. 消化器内視鏡, 24：1533-1537, 2012

〈佐藤貴幸，大圃　研〉

第2章 内視鏡介助のポイント ～これができれば褒められる！～

⑦ ERCP
6 ENBD関連

外瘻の極意

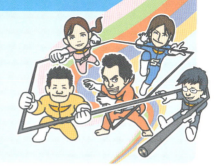

Case

緊急のERCPの前に…

医師：急性胆管炎の患者さんが来ているから緊急でERCPするよ．準備手伝ってくれ．

介助者：了解です．

医師：抗血栓薬内服中だからEST（内視鏡的乳頭括約筋切開術）は今日はやめておこう．でもがんの疑いがありそうだから細胞診を出したいな．

介助者：となると，今日はENBDですか！！

　内視鏡的経鼻胆道ドレナージ（ENBD）は経鼻チューブを用いた外瘻法です．この手技の応用で，内視鏡的経鼻膵管ドレナージ（ENPD）や内視鏡的経鼻胆嚢ドレナージ（ENGBD）（図1）があります（略語のフルスペルは第2章-⑦-3で確認できます）．外瘻なので排液量や性状の確認，くり返しの胆汁（ENPDでは膵液）の採取，胆管造影が行えます．一方で，患者さんによるチューブの自己抜去のリスクがあるので注意が必要です．

1 ENBDの特徴

　ENBDでは，肝内胆管や胆嚢から総胆管（または膵管）→十二指腸→胃→食道→鼻といった体内（消化管内）の経路でドレナージを行うので，PTGBD（経皮経肝胆嚢ドレナージ）のような経皮的アプローチの外瘻と比較して，切開や穿刺の必要がありません．つまり抗血栓薬服用中の患者さんにも施行可能です．

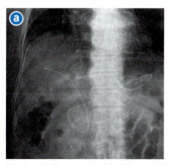 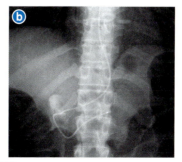 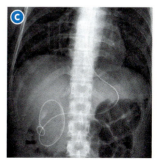

図1　経鼻チューブを用いた外瘻法
ⓐ ENBD（右肝内胆管からドレナージ），ⓑ ENPD（主膵管からドレナージ），ⓒ ENGBD（胆嚢からドレナージ）．

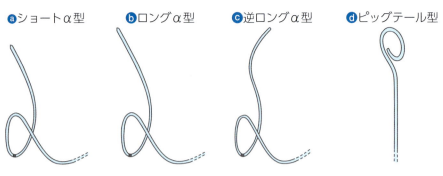

図2 ENBDチューブの種類

ⓐショートα型　ⓑロングα型　ⓒ逆ロングα型　ⓓピッグテール型

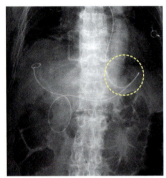

図3 チューブのたわみ
スコープを抜去する際には，胃内でのたわみ（◯）をつくります．

 お役立ちmemo

> ENBDチューブはさまざまなタイプが市販されています（図2）．また太さに関しては，ENPDに使用することが多い4 Fr，胆管に使用する5・6・7 Frが各社から発売されています．太い方がドレナージしやすいようにとらわれがちですが，よほど泥状でなければ5 Frで十分に対応できると考えています．細いとキンク（折れ曲がり）やつまりのリスクがありますが，太くなるほど患者さんの鼻の違和感は強くなりますよね．留置する際にしっかりと胆汁を抜いておくことで，ある程度濃厚な胆汁は少なくなります．患者さんの状態を考えて適切な太さのチューブを選んであげるといいでしょう．

2 注意するポイント

　留置時にはチューブは十二指腸でα型をつくり，さらに胃内でチューブのたわみをもたせることで，逸脱も防ぐようにしましょう（図3）．また，たわみがないと胃角小彎に接触して潰瘍の原因となります．

　留置後は排液バック（Gボトルなど）に接続します．必ず腹部より低い位置にしましょう．胆汁の逆流は逆行性感染の原因になります．

ホメられポイント

ENBDは自己抜去やチューブのキンクでドレナージ不良となり胆管炎を起こしてしまうことがあります．また排液量が多いと，電解質・脱水の補正も必要になります．手技が成功したら終わりではなく，その後の管理までできてはじめて意味のある手技であることを念頭に入れておきましょう．

文 献

1) 高橋幸治, 他：チューブステント留置術. 消化器内視鏡, 29：601-608, 2017
2) 「内視鏡検査・治療・ケアがよく分かる本」（田中雅夫/監, 清水周次/編), 照林社, 2004

〈佐藤貴幸, 大圃 研〉

第2章 内視鏡介助のポイント 〜これができれば褒められる！〜

⑦ ERCP

7 EUS関連介助

超音波はわかりません，とはいわせません

Case

医師：今日はEUSの検査があるけど準備は大丈夫かい？
介助者：FNAまでするかもと聞いていたので，コンベックス式を準備しています．
医師：お，やるな．バルーンも装着してるかな？ 脱気水もあるかな？
介助者：….

　　　　　　超音波内視鏡（EUS：endoscopic ultrasound）は体内からの観察ができることで，消化管のガスや肋骨などの影響を受けず，またターゲットにより近接して観察ができることから，詳細な画像所見が得られます．現在，その有用性から活躍の場が広がっています．ここではしっかりと要点を押さえていきましょう．

1 適応

- 消化管領域では，がんの深達度やリンパ節転移の診断，粘膜下腫瘍の質的診断や壁外性圧迫の鑑別などに有用です．
- 胆膵領域では腫瘍（膵がん・胆管がん・胆嚢がん）の存在診断，質的診断，膵嚢胞性疾患の診断などに有用です．
- 超音波内視鏡下穿刺吸引法（EUS-FNA：endoscopic ultrasound-guided fine needle aspilation）では，腫瘍やリンパ節の組織診・細胞診だけではなく，ドレナージや神経叢ブロックなどの治療にも応用されています．

2 EUSの種類

　　　　先端に超音波探触子を備えたスコープタイプの専用機と細径超音波プローブタイプの2種類に大きくは分類されます．前者は超音波走査の種類から**ラジアル式**と**コンベックス式**（図1）に分けられ，さらに視野方向により直視鏡と前方斜視鏡があります．ラジアル式はスコープの軸に対して垂直走査するので，360°の超音波画像を描出できます．一方，コンベックス式はスコープ軸に対して平行に走査し，90〜180°の超音波画像が得られます．ラジアル式には主に観察に用いますが，コンベックス式は穿刺のモニタリングも可能であり，

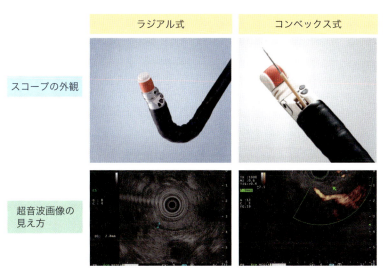

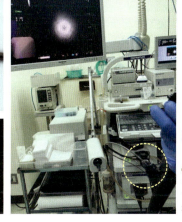

図1 EUSの種類とそれぞれの超音波画像の見え方
○：鉗子口から挿入して使用します．ラジアル式，コンベックス式のスコープ（画像提供：オリンパス株式会社）．

EUS-FNAや神経叢ブロックなどのEUSガイド下の治療にも応用が可能です（図2）．

　超音波の周波数は，最新の機種では可変式が一般的で，**周波数が高いほど近距離のターゲットが繊細に見え，逆に周波数が低いほど遠くのものが見やすくなります．**つまり消化管壁の層構造の観察（胃がんの深達度診断など）などでは高周波が，壁外性病変や大型の病変の観察には低周波が適しているといえます．

3 EUSの準備

　下記3点を準備します．
- スコープタイプの専用機（ラジアル式・コンベックス式，図3）または細径超音波プローブ．
- スコープに準じたバルーン（図3）．
- 脱気水または蒸留水（送水ボトルの中身も同様です）．

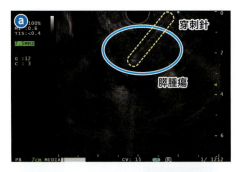
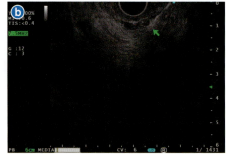
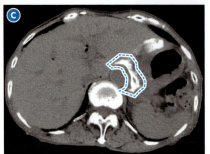

図2 EUSガイド下治療での画像の見え方
ⓐ組織採取，EUS-FNA（組織採取）．
ⓑ神経叢ブロック．腹腔神経叢に穿刺針を進め，無水エタノール＋マーカイン®を注入．
ⓒ神経叢ブロック後のCT評価．無水エタノール＋マーカイン®がしっかり入っていることが術後のCTでわかります．

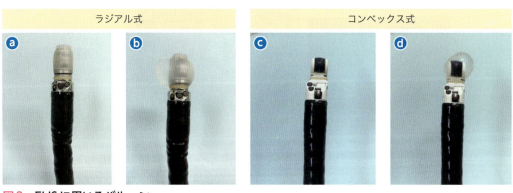

図3 EUSに用いるバルーン
ⓐバルーンの装着，ⓑバルーン内のエア抜き，ⓒバルーンの装着，ⓓバルーンのエア抜き．

　　　超音波は空気で減衰してしまうので，水を充満させることで良好な画像を得るようにします．振動子周囲に装着されたバルーンを用いる**バルーン法**，消化管内を脱気水で満たす**充満法**，これらを併用する**混合法**とあります．また，脱気水の代用として蒸留水を用いることもできます．

お役立ちmemo

脱気水とは
　水道水を一度沸騰させ，空気を飛ばし，お湯を冷ましたものをいいます．通常の水のままだと水の中の空気の成分にガスが溶け込んでいて超音波により気泡が発生し，

超音波を衰退させてしまうのでとり除いてあげる必要があるのです．1日の症例数によって脱気水を用意するか，蒸留水を用意するのかは労力とコストを考えるといいですね．脱気水の使用量によっては寒気を生じることもあります．患者さんの訴えに耳を傾け，タオルケットや毛布などで対処しましょう．

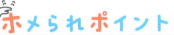

ホメられポイント

> EUSは準備のステップも非常に重要です．ここまで読んでもらいわかったように空気（気泡）は超音波の天敵です．上部消化管では「消泡剤」をしっかり服用，下部消化管では腸管洗浄剤に「消泡剤」を混ぜて管腔内の泡ができるだけ少ない状態をつくりましょう．不要な泡は病変の第一層の描出を難しくします．しかし，胆膵領域を目的とした場合は消泡剤を服用することで胆嚢が収縮してしまうこともありますので，事前にEUSの目的を医師にしっかりと確認しておきましょう．

文　献

1) 「ナースのためのやさしくわかる内視鏡検査・治療・ケア」（工藤進英/監），ナツメ社，2013
2) 「内視鏡検査・治療・ケアがよくわかる本」（田中雅夫/監，清水周次/編），照林社，2004

〈佐藤貴幸，大圃　研〉

第2章 内視鏡介助のポイント 〜これができれば褒められる！〜

⑧異物除去

1 異物摘出術の基礎知識

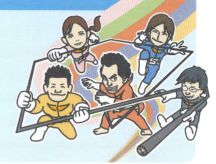

0 はじめに

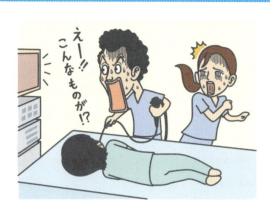

"飲み込めるもの""肛門より挿入できるもの"すべてが消化管の異物となりえます．代表的なものとして薬のPTPシート，魚骨，義歯といったものがあげられますが「え〜こんなものが！？」という異物を経験した方も少なくないでしょう．ここでは異物摘出時のポイントや処置の実際について解説していきます．

1 内視鏡的異物摘出術の適応

消化管異物に対する内視鏡的摘出術の適応は以下になります．
①食道に停滞するすべての異物
②放置すると穿孔，出血，中毒などが起こりうる危険のある場合
③異物による消化管の閉塞がある場合
④1週間たっても体内から排出されない場合
⑤寄生虫（アニサキスや回虫など）の虫体

2 異物を安全に摘出するポイント

PTPシートや魚骨といった鋭利な異物の場合，摘出時に裂創や穿孔といった粘膜損傷のリスクがあります．スコープに粘膜保護を目的としたアクセサリーを装着したり，回収するデバイスについても最適なものを選択しましょう．異物を安全に回収する方法を表1に示します．

表1　異物回収方法

カフ法	異物が嵌入または刺入し，狭小化した管腔を，内視鏡に装着したバルーンを拡張して，摘出操作を容易にするとともに，回収時の粘膜損傷を防ぐ方法．	
オーバーチューブ法	針状異物，棒状の長い異物をオーバーチューブ内に収納して回収する方法．	
バッグ法	把持し難い円形異物や硬化など小さな複数個の異物を，回収ネットを用いて回収する方法．	
フード法	スコープの先端にスカート状の保護膜や透明フードを装着して，鋭利な尖端をもつ異物を包み込むように回収する方法．	

3 内視鏡的異物摘出術の実際

1）準備

　異物の種類によってデバイスを準備します（第2章-⑧-2を参照）．また，前述の通り合併症が予測される場合は表1で示した方法を検討し，状況に応じた摘出方法を選択します．

　スコープはさまざまなデバイスに対応でき，吸引力も高い処置用が有用です．処置中は患者さんの痛みや不安，危険な体動を緩和するために鎮静薬や鎮痛薬の使用を考慮します．事前に術者と相談しておきましょう．

　また，どこに異物があるか，予測がつかないときには，X線検査が有用です．縦隔気腫，free airの確認ができます．X線透過性の異物でもCT検査で認識可能です．準備する物や戦略も変わってきますので，有益性がある場合は，事前に行うといいでしょう．

2）介助

　　異物による痛みや違和感を訴えるために，自己抜去や体動といった動作が起こりやすくなっているため，患者さんの状態には常に注意が必要です．また，摘出術は食後に緊急で行う場合が多く，食残嘔吐の誤嚥には気をつけましょう．

　　直接介助の場合は，異物や状況によって適するデバイスや操作方法が変わってくるため，術者とコミュニケーションをとり，デバイスの特性を十分に理解している必要があります．

3）処置後

　　摘出後のケアも気を抜いてはいけません．異物が滞留していたことによる出血，穿孔，潰瘍や，摘出時の合併症にも気を配りましょう．患者さんの観察や訴えをよく聞き，今後の注意点を説明します．

文　献

1）赤松泰次，他：異物摘出術ガイドライン．「消化器内視鏡ガイドライン 第3版」（日本消化器内視鏡学会／監，日本消化器内視鏡学会卒後教育委員会／責任編集），pp206-214，医学書院，2006
2）「技師＆ナースのための消化器内視鏡ガイド 改訂第2版」（田村君英／編），pp231-235，学研メディカル秀潤社，2017

〈志賀拓也，大圃　研〉

第2章 内視鏡介助のポイント 〜これができれば褒められる！〜

⑧異物除去

2 異物摘出のデバイス movie

選択から操作まで使いこなせ！

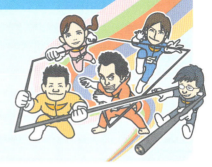

Case

上部消化管異物摘出術において

医師：久しぶりの異物摘出だね．落ち着いていこう．今日は乾電池を飲み込んだ患者さんだ．さあ，まず何を考える？（図1）

介助者：これは…．マンガン電池ですね！アルカリじゃないなんて珍しい！

医師：そうだね．乾電池はアルカリ電池かどうか大事なポイントだね．組織障害があるから早めの摘出が必要だね．では，異物摘出で大切な2つのポイントは？

介助者：消化管を傷つけないこと！ 異物をしっかり把持すること！

医師：その通り．じゃあこの場合はどうしたらいいかな…？

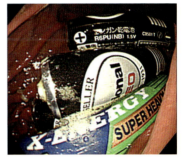

図1 胃内の乾電池

さっそくポイントが出てきましたね．
①消化管を傷つけるリスクがあるかどうか（安全に摘出！）
②異物摘出に適したデバイスは何か（確実に把持！）

異物摘出にはこの2つがキーワードになってきます．①に関しては基礎編（第2章-⑧-1を参照）の回収法を参考にしてみてください．この稿では主に②のデバイスに関して解説していきます．

1 デバイスを知るべし

回収デバイスは主に**把持系**と**スネア系**に分けられます．把持系には把持鉗子（W字，V字，鰐口，ゴム付き），脚（三脚，五脚）などがあり，スネア系にはスネア，回収ネット，バスケット鉗子などがあります．それぞれの得意な異物を**表1**にまとめました．

表1　デバイスと回収に適している異物

デバイス	回収に適している異物	デバイス	回収に適している異物
W字鉗子	コイン，ボタン電池など平たいもの	三脚・五脚	切除ポリープなど優しく把持したいもの
V字鉗子	餅やゴム製のおもちゃなど軟らかいもの	スネア	歯ブラシやスプーンなど固くて長いもの・大きいもの
鰐口鉗子	凸凹したもの	回収ネット・バスケット鉗子	ビー玉や碁石など丸くて滑りやすいもの
ゴム付き鉗子	針やピンなど滑りやすいもの		

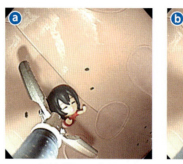 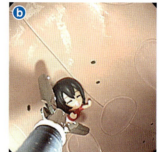

図2　把持鉗子の全開と半開きの比較
全開だと狙いにくく動作が大きくなってしまうが（ⓐ），異物のサイズに合わせることで，狙いやすく小回りを効かせた動作が可能となる（ⓑ，マスコット©2013プロジェクトラブライブ）

2 操作のポイント

1）開きすぎに注意

　異物摘出に限らず検体回収にもいえることですが，デバイスを適した大きさに開いてあげるだけでも回収の難易度は下がります．把持鉗子一つにしても全開だけではなく，半開き状態をつくれるようにしましょう（図2）．

2）術者の動きと同調させる

　引き込んで把持するデバイス（三脚・五脚・スネア・回収ネット）の場合，術者と同調して操作しないと空振りをしたり，一部しか把持できなかったりします．回収のコツは，クレーンゲームと一緒で，**掴みたいものの重心に狙いを定める**ところにあります．引き込んで把持するデバイスの場合は操作によって重心がズレるため，術者の"寄せ"の動きに合わせて操作する必要があります movie⑳．

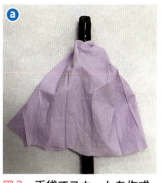 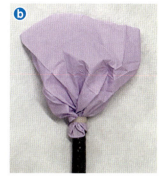 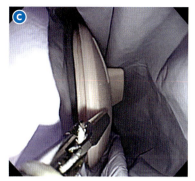

図3 手袋でスカートを作成
ⓐ挿入時のスカートの状態．プッシュ操作で手前にめくれる．
ⓑ抜去時のスカートの状態．プル操作で奥にめくれる．
ⓒスカート内に収まった異物．

3 ワンランク上のテクニック

1) 回転スネアで引き込む

　把持した異物をフード内，またはオーバーチューブ内に引き込んでくるときに異物が引っ掛かってうまく引き込めない…．そんなときは回転機能付きのスネアで把持した異物の軸を回転させることで，フード内に入る方向を調整してみましょう[1]．

2) 手袋でスカートをつくる

　異物が大きくてフードに入らない…．そんなときは手袋を切ってスカートを作成してスコープに装着します（テープでもいいですが，ダブルバルーンのバルーン固定ゴムがオススメです）．挿入時は口側に位置しますが，抜去時は肛門側にめくれるので異物を覆いかぶすようになります．鋭利な異物の場合は破けてしまうので適しません（図3）[2]．

ホメられポイント

　どのように消化管を傷つけずに回収するかを考えるのが大事です．また上部消化管の異物では full stomach の状態で，処置後の誤嚥性肺炎を起こすリスクもありますよね．緊急処置ではありますが，だからこそ処置前から処置後まで愛護的な対応をしましょう．

文献

1) 進士明宏, 他：鋭利な胃異物の除去に対する回転式スネアの有用性. 日本消化器内視鏡学会雑誌, 51：74-75, 2009
2) 赤松泰次, 他：安全な内視鏡的異物除去術. 消化器内視鏡, 19：1267-1269, 2007
3) 赤松泰次, 他：上部消化管異物回収術に用いる処置具を使いこなすコツ. 消化器内視鏡, 27：1395-1398, 2015
4) 森山友章, 他：内視鏡下に摘出した上部消化管異物の検討. Progress of Digestive Endoscopy, 69：54-55, 2006

〈志賀拓也，大圃　研〉

第2章 内視鏡介助のポイント 〜これができれば褒められる！〜

⑨小腸内視鏡検査

1 小腸内視鏡検査の基礎知識

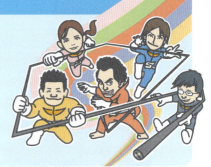

0 はじめに

カプセル内視鏡とバルーン内視鏡の登場により，小腸内視鏡は目覚ましく進歩しました．現在では，カプセル内視鏡を用いて苦痛のない全小腸の観察が可能であり，バルーン内視鏡を用いると，全小腸の観察のみでなく，生検や内視鏡治療も可能です．

1 カプセル内視鏡（第1章①-1を参照）

1）適応と禁忌

小腸カプセル内視鏡の保険適用は，当初「上部消化管および下部消化管の検査（内視鏡検査を含む）を行っても原因不明の消化管出血を伴う患者」となっていました．しかし，2012年にパテンシーカプセルが保険承認となり，現在では，パテンシーカプセルを用いて事前の開通性を確認することで，「小腸疾患が既知または疑われる患者」と適応が拡大されています．しかし，既知の高度消化管狭窄を有する症例や腸閉塞例，腹部放射線照射歴を有する患者，ペースメーカー植込み患者，嚥下障害患者，妊婦，滞留時にカプセル内視鏡の回収に同意しない患者などは，禁忌ないし慎重に適応を判断する必要があります．

2）パテンシーカプセル

パテンシーカプセルは小腸カプセルと同一の大きさで，30時間を過ぎると，自然に溶けるようになっており，排泄時の崩壊具合によって開通性を評価することができます．

3）大腸カプセル内視鏡

近年では大腸カプセル内視鏡も登場したことで挿入困難な患者さんに対して検査を行えるようになり，カプセル内視鏡の利用機会が増えました．その適応は大腸内視鏡検査が必要で

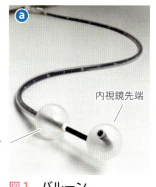 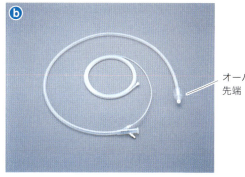

図1 バルーン
ⓐダブルバルーン（画像提供：富士フイルム株式会社），ⓑシングルバルーン．（画像提供：オリンパス株式会社）．

大腸内視鏡を行ったが回盲部まで到達できなかった場合，あるいは器質的異常により大腸内視鏡が困難と判断される場合です．ただし多量の腸管洗浄剤の内服が必要なうえに，病変が見つかった場合は結局大腸内視鏡が必要となります．

2 バルーン内視鏡

オーバーチューブやスコープ先端に装着されたバルーンを拡張・収縮させることで，腸を牽引し短縮させ，深部小腸に内視鏡を挿入することができます．内視鏡先端にもバルーンがついたダブルバルーン内視鏡と，内視鏡先端バルーンがないシングルバルーン内視鏡があります（図1）．挿入は経口的か経肛門的のどちらでも可能ですが，症状や検査結果に基づいて，優先順位を決定します．前処置は経口では前夜からの絶食のみでよいのですが，経肛門では下剤や腸管洗浄剤を内服します．

1）適応と禁忌

小腸疾患の存在を疑う症例はすべて適応となります．また，小腸出血に対する止血，生検，拡張術，ポリペクトミー，異物除去などすでに診断がついている場合も有用で，適応は多岐にわたります．禁忌は通常の上部・下部内視鏡と同様です．

最近では，大腸の挿入・治療困難例や術後再建腸管を有する症例でのERCPにも応用されています．

2）偶発症

穿孔，出血，誤嚥性肺炎，感染，粘膜損傷といった上部・下部消化管内視鏡と同様の偶発

症のほか，特有の偶発症として，急性膵炎があります．十二指腸や膵臓に対する物理的負荷が原因と考えられています．

〈佐藤貴幸，大圃　研〉

第2章 内視鏡介助のポイント ～これができれば褒められる！～

⑨ 小腸内視鏡検査

2 バルーン内視鏡のコツ

バルーンテクニック

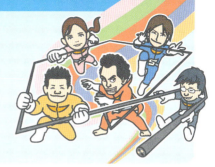

Case

医師：お，なんとか病変まで辿り着いたぞ．よし生検とマーキング（点墨）だ．
介助者：はい，まずは生検鉗子です．そして次に局注針ですね．
医師：ん，長さが足りないぞ．
介助者：え，いつもの胃カメラで使っているやつですよ．
医師：…．

　小腸に対する有用性のみならず，術後再建後のERCPや挿入困難な大腸内視鏡検査など，確実にバルーン内視鏡の出番が増えています．アシスタントが担う役割の多い検査ですので，しっかりコツを理解しましょう．

1 挿入法の原理

　小腸は全長約6～7 mあり，単純にスコープを押し込むだけでは深部までスコープを到達させることはできません．まずは，いかに深部まで挿入を行うのか，短縮法の原理を理解しましょう（図1, 2）．また，挿入に際しては経口挿入でも経肛門挿入でも同心円状に挿入することが大切で，同心円の半径を大きくすることでスコープ操作が先端に伝わりやすくなります（図3）．

2 スコープのスペック

　最近のスコープは太さが9 mm程で，鉗子口径3.2 mmと処置をするのに適したモデルもラインナップされています．小腸観察においては，標準的な有効長は2,000 mmのロングタイプですが，術後再建後で十二指腸乳頭へのアプローチが困難な症例や，大腸挿入困難症例に用いる場合があり，有効長1,500 mm程度のショートタイプも存在します．用途に応じて選択が可能です（表1）．また，スコープによってオーバーチューブも最適な組合わせを選びましょう．

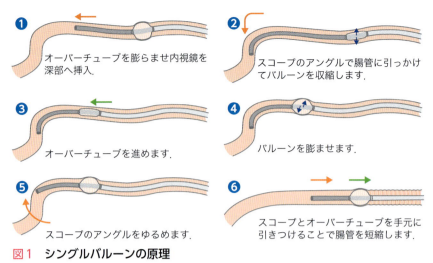

図1 シングルバルーンの原理
→：内視鏡の進行方向，→：オーバーチューブの進行方向．

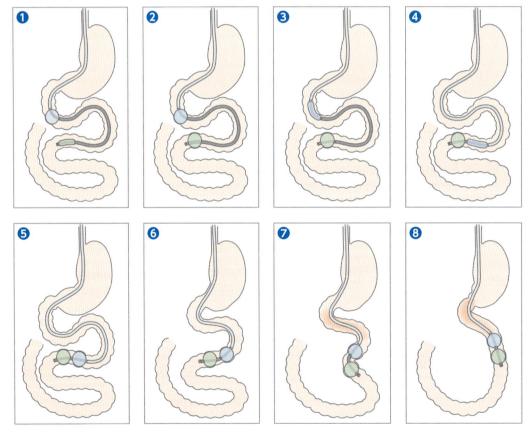

図2 ダブルバルーンの原理（次ページへつづく）
❶オーバーチューブのバルーンを膨らませ，スコープを深部へ挿入します．
❷スコープのバルーンを膨らませます．
❸オーバーチューブのバルーンを収縮します．
❹オーバーチューブをスコープの先端まで進ませます．
❺オーバーチューブのバルーンを膨らませます．
❻〜❽スコープのバルーンとオーバーチューブのバルーンの両方が膨らんだ状態で引きつけることで腸管を短縮します．

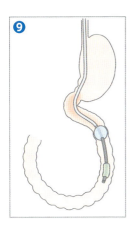
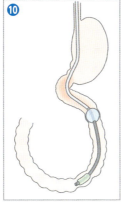

図2 ダブルバルーンの原理（つづき）
❾〜❿スコープのバルーンを収縮させ，スコープを深部へ挿入します．
以後は❶〜❾をくり返します．

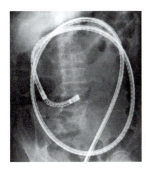

図3 バルーン内視鏡の挿入
同心円状にうまく挿入されていることが大切です．

表1 バルーン内視鏡のスペック

メーカー名	型番	有効長（mm）	鉗子口径（mm）	先端外径（mm）	目的
富士フイルム	EN-450P5/20	2,000	2.2	8.5	小腸の深部挿入・観察に◎
	EN450T5/W	2,000	2.8	9.4	小腸の処置に○
	EN-580T	2,000	3.2	9.4	小腸の処置に◎
	EN-580XP	2,000	2.2	7.5	小腸の深部挿入・観察に◎
	EC-450BI5	1,520	2.8	9.4	術後再建腸管の処置に◎
	EI-530B	1,520	2.8	9.4	術後再建腸管のERCPに○
	EI-580BT	1,550	3.2	9.9	術後再建腸管のERCPに◎
オリンパス	SIF-Q260	2,000	2.8	9.2	全般に○
	SIF-H290S	1,520	3.2	9.2	術後再建腸管のERCPに◎

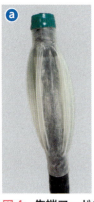 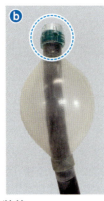

図4 先端フードの装着
ⓐ絶縁のビニールテープを切ってバルーンと内視鏡を装着します．厚さは使用するフードに併せるといいでしょう．
ⓑフードがずれないようにさらに上からテープを巻くといいです（ ）．ただし，バルーンに送気される注入口を塞がないように，セッティングするのがコツ．

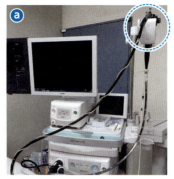 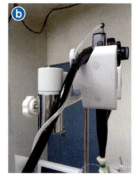

図5 チューブ
ⓐらせん状に巻きつけます．ⓑ の拡大図．

3 介助のコツ

- 小腸壁は薄くて柔らかく，内腔が狭いので視野を確保するのが難しいです．ただ**過送気では操作性が失われるだけですのでCO_2送気が有用**です．また，**先端フードを用いることで視野の確保が容易になります**（図4）．
- バルーンコントロール装置とスコープをつなぐチューブは，らせん状にスコープに巻きつけることで，配線を絡ませないようにできます（図5）．
- 難しい症例では，透視も併用しつつ**用手圧迫**（第3章-③-5を参照）をすることも重要なテクニックとなります．「透視を見ながら屈曲部位を圧迫し，角度を緩やかにする」または「腹部を圧迫し内視鏡を誘導する」介助がよいでしょう．

 お役立ちmemo

オーバーチューブは親水性であることから水を充填しますが，水だと内視鏡とオーバーチューブの隙間から逆流し術者に向かって噴射することがあります．そこで筆者らはスループロゼリーと水を3：1で溶解し充填するようにしています．粘稠度を高くすることで噴射しなくなりますし，滑りもgoodですよ（図6）．

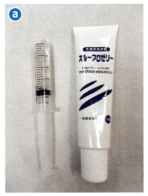
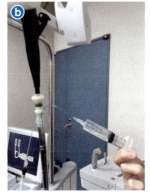

図6 オーバーチューブ内へ充填の工夫
ⓐスループロゼリーと水を3：1でシリンジに詰め，よく混ぜます．
ⓑオーバーチューブ内へゆっくり注入．

ホメられポイント

　バルーン内視鏡は機種によってスコープの長さと鉗子チャンネル径，対応するオーバーチューブ，とさまざまです．検査の目的が何なのか（観察？ 治療？），使用するスコープによりどのデバイスが使用可能なのか，を検査前に確認しましょう．みんなが覚えるのはたいへんなので，自施設での一覧表を作成するのがお勧めです．

文　献
1）小川まい子，他：シングルバルーン小腸内視鏡挿入・観察法．消化器内視鏡，29：486-489，2017
2）矢野智則：ダブルバルーン内視鏡―機器選択と施行前点検が成功の要―．消化器内視鏡，29：1130-1131，2017

〈佐藤貴幸，大圃　研〉

第2章 内視鏡介助のポイント ～これができれば褒められる！～

⑨小腸内視鏡検査

3 カプセル内視鏡
前処置から読影まで

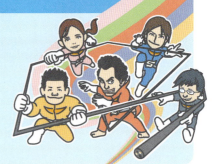

Case

医師：そういえば，今日カプセルの患者さんいたよね．
介助者：飲むのたいへんそうでしたけど，うまく飲んでもらい帰宅しました．
医師：で，十二指腸まではすんなりたどり着いたの？
介助者：は…．忘れていました．すぐ確認します．

　カプセル内視鏡には，患者さん自身が飲み込むだけの検査で，「簡単・安全・楽」が売りですが，患者さんにとって「困難・危険・苦」とならないようにサポートすること，いかに有用な情報を得られるか，は私たちの工夫次第です．

1 カプセル内視鏡の読影の前に

　カプセル内視鏡の大きさはコヴィディエン株式会社のPillCam™ SB3とオリンパス株式会社のENDOCAPSULEともに26 mm×11 mmで使い捨てです．1秒間に2枚（最大6枚）の写真を10時間以上撮影・送信することができ，体外のデータレコーダに6〜8万枚程度が自動保存されます．カプセルは患者さん自身の蠕動で進んでいきます．

前処置

　"楽な検査"が売りのカプセル内視鏡ですが，当然ながら管腔に残渣があっては良好な観察ができません．また，しっかり回盲部まで時間内にたどり着くことも重要です．ここでは筆者の実際の前処置を紹介します．

- 全大腸内視鏡検査に準じ，腸管洗浄剤＋消泡剤5 mLを約2時間かけて服用した後にカプセル内視鏡を飲みます．

〈検査開始後〉

- 十二指腸に流れ落ちるのをモニタリングで確認できたら，2時間後に飲水可，4時間後に軽食可，8時間後に再度来院してもらい，とり外します．

　空腸は文字通りに"空"なことが多いのですが，回腸になると残渣が目立ってきます．残渣や泡がなく水分があるとより詳細な観察ができます．近年，前処置において腸管洗浄剤の有用性について，賛否いずれの報告もありますが，筆者の経験上は腸管洗浄剤と消泡剤を用

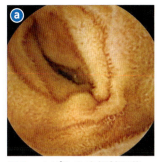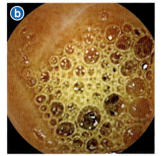

図1 カプセル内視鏡画像
ⓐ前処置あり，ⓑ前処置なし．

いた前処置の方がきれいな画像を得られる印象を強くもっています（図1）．

お役立ちmemo

小腸カプセル検査の大前提として，口から大腸まで到達する必要があります．

- どうしてもカプセルが飲めない
  内視鏡を用いて挿入する方法がありますが，ブラインド気味になり患者さんにとって楽な方法ではありません．あなたの声かけしだいで上手に飲める可能性もありますので，患者さんをうまく誘導するように努めましょう．
- 十二指腸にカプセルが流れない
  メトクロプラミド（プリンペラン®）を筋注する，内視鏡的にカプセルを十二指腸に挿入するといった方法がありますが，右側臥位にしながら前処置をすることも有用な方法です．
- 回盲部までカプセルが到達しない
  近年のカプセル内視鏡はバッテリー性能がよくなり，以前よりも長い時間の検査が可能になっています．筆者らは検査開始から8時間後（午前中開始であれば夕方）に確認し，大腸へ到達していない場合は，朝までデータレコーダを装着したままでバッテリーが切れたら自分でセンサーアレイを取り外し，翌朝に病院へ持参するようにしてもらっています．

2 カプセル内視鏡の読影

　カプセル内視鏡学会の読影支援技師制度によって，メディカルスタッフも読影ができるようになりました．一次読影をカプセル内視鏡読影技師が行い，二次読影を医師が行うと医師の業務軽減になり，2名で別々に読影を行うことで見落としが軽減します．

　筆者らは富士フイルム株式会社のRAPID®を使用しているため，ここではRAPID®を用いた筆者らの読影方法について解説します．

読影順序

①1画面モードでPCマウスを用い，食道画像を1枚ずつ観察し食道胃接合部まで進みます．
②最初の胃画像にランドマークをつけて，クイックビューモードで十二指腸まで進みます（図2）．
③最初の十二指腸画像にランドマークをつけて，クイックビューモードで盲腸まで進めます（図3）．
④最初の盲腸画像にランドマークをつけます（図4）．

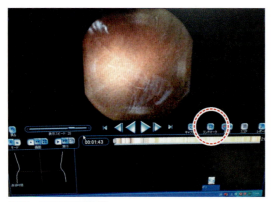

図2 最初の胃画像

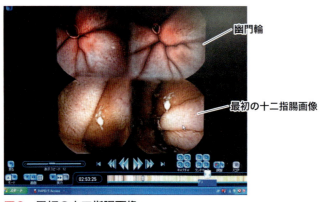

図3 最初の十二指腸画像

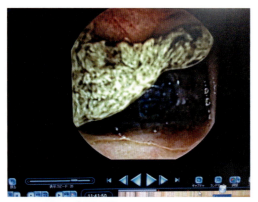

図4 最初の盲腸画像
終末回腸から盲腸へ移動する際は，なかなか脱出しずらく，カプセルがしばらく行ったり来たりをくり返します．結腸への到達は絨毛がなくなるのが指標となります．

①～④までが終わったら，ランドマークをつけた最初の十二指腸画像に戻ります．マニュアルモードまたはオートマチックモードで詳細な位置にランドマークをつけ直します（クイックビューモードでは位置ずれがあります）．ここからは2画面で特に十二指腸球部（幽門輪の

裏側）では食道胃十二指腸鏡（EGD）でも見落とすことがあるので，ゆっくり丁寧に読影します．ファーター乳頭を越えたあたりからは4画面での読影開始です．スピードは個々の動体視力や能力に合わせて10〜20程度で進めていきます．病変らしき画像を次々にキャプチャーしながら読影を盲腸まで行います．盲腸まで読影が終了したら，キャプチャーした画像を1枚1枚再確認し前後の画像で評価します．RAPID® には参考のアトラスも付随しているので比較することもできます．

ホメられポイント

前処置から読影まで，技師の活躍が期待される分野です．せっかく検査を受ける患者さんのためにもよりよい条件を整えるようにしましょう．また，一次読影で疑わしい病変がみつかった場合には，主治医に早めに報告してあげましょう．

文 献
1）澁谷智義，他：小腸カプセル内視鏡．消化器内視鏡，29：482-485，2017

〈佐藤貴幸，大圃 研〉

第2章 内視鏡介助のポイント 〜これができれば褒められる！〜

⑩ PEG

1 PEGの基礎知識

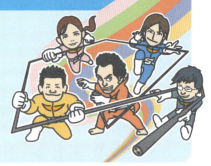

0 はじめに

　胃瘻の目的は摂食嚥下障害や誤嚥性肺炎をくり返す患者さんに対する経腸栄養や薬剤投与，悪性腫瘍などによる幽門部狭窄や上部小腸イレウスに対する減圧治療などがあげられます．ただし，覚えておいてもらいたいことは，**造設後も抜けば元に戻せる**ことです．ピアスの穴をイメージしてください（図1）．傷が落ち着けば痛みはないですし，入れておかなければ自然に閉鎖しますよね．胃瘻も同様に半日程度もあれば閉鎖します．造設後は嚥下訓練を行い，嚥下機能の回復を図ることが大切です．

　PEG（percutaneous endoscopic gastrostomy：経皮内視鏡的胃瘻造設術）の対象となる患者さんには認知症や高齢者が含まれています．適応については，医学・倫理的に十分吟味することが重要です．

1 胃瘻のメリット・デメリット

　胃瘻が入っていると"口から食べてはいけない"と思っている人がいますが，そんなことはありません．「少量ずつ口から摂取して，足りない栄養を胃瘻から投与」と段階的に経口摂取を増やしていくことも可能です．点滴や鼻腔栄養のように体からチューブが出ていないので不快感が少ないことや，自己抜去のリスクが少ないメリットがあります．長期にわたる中心静脈栄養や末梢からの輸液では腸管を使用しないために，腸管の粘膜は萎縮し腸管免疫機能の低下を招きます．胃瘻による経腸栄養では消化管を使用できることが最大の強みです．しかしながら，チューブ交換が必要なこと，栄養投与に医師・ナースまたは家族の介助が必要なこと，胃瘻周囲の皮膚感染のリスクなどのデメリットもあります．

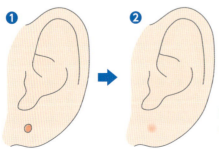

図1　ピアスの穴
❶ピアスの穴があいています．❷ピアスを入れておかなければ自然に閉鎖．

	ボタン型	チューブ型
バルーン型	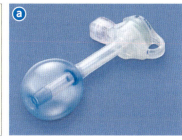	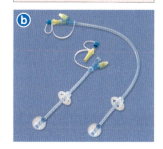
バンパー型	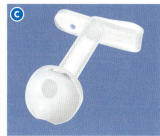	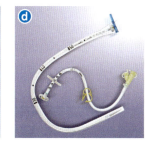

図2　カテーテルの種類
ⓐバルーンボタン（画像提供：富士システムズ株式会社），ⓑバルーンチューブ（画像提供：富士システムズ株式会社），ⓒバンパーボタン（画像提供：ボストン・サイエンティフィック ジャパン株式会社），ⓓバンパーチューブ（画像提供：ボストン・サイエンティフィック ジャパン株式会社）

2 カテーテルの選択

　胃内の形状でバンパー型・バルーン型，外部の形状でボタン型・チューブ型と分類され，それぞれ一長一短があります（図2）．

1) バンパー型 VS バルーン型

　バンパー型は耐久性があり，交換頻度が4～6カ月ごとと間隔が長いことや自己抜去の危険性が少ない一方，交換時に患者さんの苦痛を伴うことがあります．
　バルーン型は耐久性に乏しく交換頻度が1カ月ごととなります．バルーンの破損のリスクもあり自己抜去による危険性は高くなります．交換時には苦痛や出血が少なく抗血栓薬服用患者に適しています．

2) ボタン型 VS チューブ型

　ボタン型は外観上チューブが出ていないことからリハビリテーションが行いやすく自己抜去の危険性が少ないのが特徴です．ただし，シャフトの長さは調整できません．
　チューブ型は体表から長くチューブが出ていることから自己抜去の危険がありますが，シャフトの長さを調整できます．胃瘻によって患者さんの体格がよくなってくると腹壁が造設時より厚くなってくることがありますが，そのようなときにも調整が可能です．また，高度な肥満や円背により前屈の著しい患者さんなどでも適応させやすいでしょう．

■ 文　献
1)「ナースのためのやさしくわかる内視鏡検査・治療・ケア」（工藤進英/監），ナツメ社，2013

〈佐藤貴幸，大圃　研〉

第2章 内視鏡介助のポイント 〜これができれば褒められる！〜

⑩ PEG

2 PEGの造設と交換
造り方の違い，知ってます？

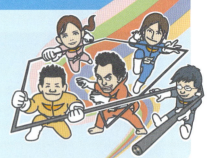

Case

治療戦略を考える場面で…

医師：この患者さんに胃瘻を造りたいんだけど，咽頭培養でMRSAが出てるんだよな〜．
介助者：でも栄養確保のためにも早く造ってあげたいですね．
医師：じゃあ，この患者さんはintroducer変法で胃瘻を造ろう．
介助者：その方法だとカテーテルが咽頭を通過しないですもんね．
医師：お，よく勉強しているな．

0 はじめに

　胃瘻の造設方法はカテーテルが口腔内を通過するかにより，pull/push法，introducer法，introducer法の欠点を補ったintroducer変法に分けられます．それぞれの特徴を理解しておきましょう（表1）．

1 造設での共通手技

　まずはどの造設方法にも共通なはじめの①〜④の手順を紹介します．
　①内視鏡下で体表から指で胃を軽く押し，内視鏡側から指で押されている場所を確認します（フィンガーサイン，図1a）．次に内視鏡から透過照明を当てて〔イルミネーションサイン（図1b）〕，フィンガーサインが一致するところを造設部位に決定します（図1c）．

表1　造設方法の特徴

	pull/push法	introducer法	introducer変法
利点	・胃壁固定を要しないでも造設が可能 ・チューブタイプのカテーテルで造設ができる ・造設後の出血が少ない	・経鼻からの内視鏡が使用可能 ・内視鏡の挿入が一度で済む ・introducer変法に比べると細径	・経鼻からの内視鏡が使用可能 ・内視鏡の挿入が一度で済む ・太い径のボタンが留置できる
欠点	・口腔・咽頭を二度通過しなければならない ・口腔内の細菌や食道がんなどを瘻孔に移植してしまうこともある	・胃壁固定が必須 ・細い径のチューブの留置となる ・出血のリスクあり	・胃壁固定が必須 ・出血のリスクあり

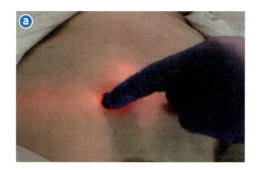
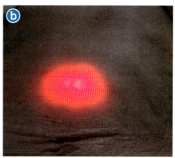
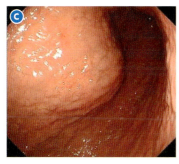

図1 造設部位の選定
ⓐフィンガーサイン．指で押し内視鏡画面がⓒのような画像となる場所を探します．
ⓑイルミネーションサイン．
ⓒ胃が指で押されて凹んでいます．

②造設部位に2～4点の胃壁固定をします（pull/push法では省略可）．
③局所麻酔と試験穿刺を行った後に，造設部位に十字またはT字の皮膚切開を入れます．
④切開部位よりトロッカー針を穿刺し，ガイドワイヤーを胃内へ送り込みます．

1) pull/push法

前述①～④の後，pull/push法では以下のような流れになります．
⑤胃内のガイドワイヤーをスネアで把持し内視鏡ごと口腔外へ引き出します．
⑥ガイドワイヤーと胃瘻カテーテルを結び付けます．
⑦Pull法では，腹壁外のガイドワイヤーを引っぱり，カテーテルを口腔→食道→胃へと引き抜きます．一方，push法では引き抜くのではなく，ガイドワイヤーに沿わせて押し込んでいきます．

2) introducer法/introducer変法

前述①～④の後，introducer法，introducer変法では以下を行います．
⑤ガイドワイヤーにダイレーターを沿わせて瘻孔を拡張します．
⑥オブチュレーターにセットされたカテーテルを留置します（図2）．

2 交換方法

用手的に交換する方法と，内視鏡下で交換する方法がありますが，腹腔内への誤挿入を防ぐためには内視鏡下での交換が理想です．

用手的に交換をした場合には，X線を用いてカテーテルが胃内に留置されているかを確認

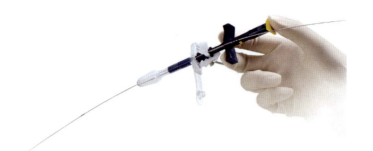

図2　オブチュレーターにセットしたカテーテル
(画像提供：オリンパス株式会社)

します．また，交換前のカテーテルからインジゴカルミン水を100〜200 mL注入した後，カテーテルを抜去し，新しいカテーテルを挿入した後にインジゴカルミン水を吸引して確かめる方法（sky blue法）もあります．ただし，内視鏡もしくは画像診断をしないと保険診療上の請求ができません．

お役立ちmemo

バルーン型では，カテーテルの逸脱予防にバルーン水（蒸留水）の交換が必要です．1週間に1回程度の交換が主流ですが，GBバルーン（富士システムズ株式会社）を用いると，月1回の交換ですみます．

ホメられポイント

内視鏡関連手技のなかでは，侵襲的な治療の部類に入ります．出血や他臓器誤穿刺などの偶発症も起こりえます．対象の患者さんのなかには痛みや異常をしっかり伝えることができない方も含まれていますので，バイタル管理を含め全身状態に注意しながら処置の介助をしてください．

文　献

1)「ナースのためのやさしくわかる内視鏡検査・治療・ケア」(工藤進英/監) ナツメ社，2013
2)「大圃組はやっている！！消化器内視鏡の機器・器具・デバイスはこう使え！」(大圃 研/編)，金芳堂，2017
3)「病院から在宅までPEG（胃瘻）ケアの最新技術」(岡田晋吾/監，北海道胃瘻研究会/著)，照林社，2010

〈佐藤貴幸，大圃　研〉

第2章 内視鏡介助のポイント 〜これができれば褒められる！〜

⑪高周波装置の取り扱い

1 高周波装置の基礎知識

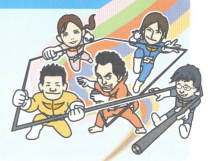

0 はじめに

　高周波装置は内視鏡治療において今や切っても切れない関係にあり，さまざまな手技において大きな役割を担っています．高性能な高周波装置が市場に出回るにつれて，すでにデバイスの選択のみで解決できる範囲を超えてきたといっても過言ではないでしょう．ここでは高周波装置の最低限必要な知識を"可能な限り噛み砕いて理解する"ことをコンセプトに解説していきます．

1 切開と凝固の違い

　これだけ覚えておけばOKというポイントだけを簡単に解説します．

- 切開と凝固（いろいろなモード）は電流と電圧のバランスで違ってくる
- 電流は「切開」に影響．電圧は「凝固」に影響

　ね，簡単でしょ？　じつはこれだけなんです．
　「なるほど，わからん」というあなたに付け足します．図1を見てください．現実的な何ボ

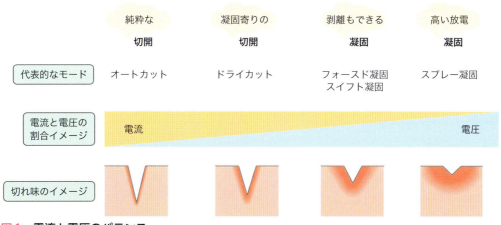

図1　電流と電圧のバランス
電流が優位になると切開能力が高く，電圧が優位になると凝固能力が高くなります．

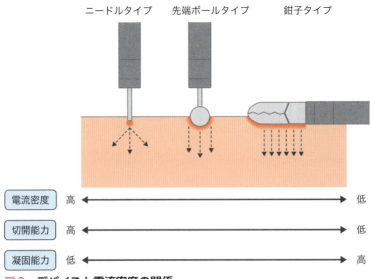

図2 デバイスと電流密度の関係

ルトとかは抜きにしてイメージで捉えてみましょう．どのモードも電流と電圧が関係していることがわかります．しかしそのバランスが違いますね．いわゆる「○○カット」とよばれるモードは電流が優位になり，「○○コアグ」や「○○凝固」とよばれるモードは電圧が優位になっていることがわかります．それによって切れ味や粘膜への凝固の強さが変わってくるんです．

お役立ちmemo

モードを変更する以外にも電流や電圧のバランスを微調整したい！ というちょっと欲張りなあなたに耳寄りな情報です．

①電流密度
　一度は耳にしたことのあるこのワード．電流は1点に集中すると切れ味が増します．デバイスの種類や組織の接触面積を調整することで，切開力をコントロールすることができます（図2）．

②エフェクト
　エフェクトは電圧の強さです．エフェクトを調整することで凝固力の微調整が可能になります（第2章-⑪-3を参照）．

2 消化器内視鏡でよく使う粋なモード

1）エンドカット

「粋なモードその1」はエンドカット（オリンパス株式会社ではパルスカット）です．このモードはカットと凝固が交互にくり返されるため，切れすぎ・焼きすぎを抑制してくれます（図3）．機種によっては切開の時間や凝固の時間を調整できます．

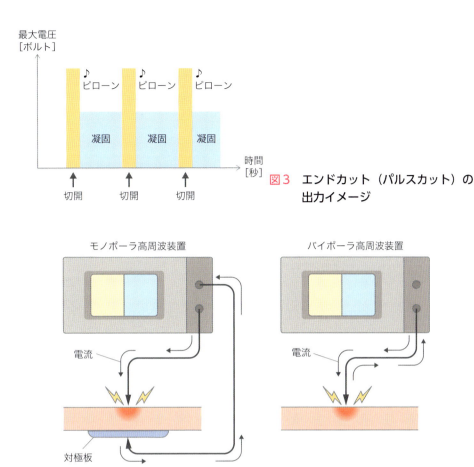

図3 エンドカット（パルスカット）の出力イメージ

図4 モノポーラとバイポーラの電流発生から回収までの流れ

2）ソフト凝固

「粋なモードその2」は，ソフト凝固です．ソフト凝固は凝固モードでありながら，電圧がとても小さいモードとなっています（第2章-②-3を参照）．そのため切開力ゼロの純粋な凝固が可能となります．

3 モノポーラとバイポーラ

消化器内視鏡ではモノポーラデバイスを多く使います．そもそも**モノポーラデバイス**とは，高周波装置から発生した電流が，デバイス→組織→患者さんの体内→対極板→高周波装置と戻っていく流れを形成して使用します．**バイポーラデバイス**は高周波装置から発生した電流が，デバイス→組織→デバイス→高周波装置と戻っていきます（図4）．

つまりモノポーラは対極板で電流を回収するのに対し，バイポーラはデバイス自身で電流を回収します．ですので，バイポーラは対極板が不要で**患者さんの体内を電流が流れない**ため，ペースメーカーを装着した患者さんにも安全に使用することができます（図5）．

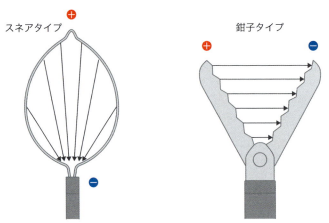

図5 バイポーラデバイスの種類による電流回収
→は電流の向きを表します．

■ 文　献
1）「消化器内視鏡治療における高周波発生装置の使い方と注意点 改訂第2版」（矢作直久/編），pp45-48，日本メディカルセンター，2013
2）「大圃組はやっている！！消化器内視鏡の機器・器具・デバイスはこう使え！」（大圃 研/編），pp136-142，pp155-159，金芳堂，2017

〈志賀拓也，大圃　研〉

第2章 内視鏡介助のポイント ～これができれば褒められる！～

⑪高周波装置の取り扱い

2 対極板

ベストポジションに貼っていますか？

Case

EMRでのワンシーン

医師：うん．絞扼もうまくいったし，通電だ．
〜〜〜フットペダルを踏んでも，エラー音が…〜〜〜
医師：ん？ 対極板ランプが赤だぞ？
介助者：あ，本当ですね．貼り方が悪かったのかな？？
医師：そうだね．これじゃエラーになっちゃうよ．対極板の理想的な貼り付け部位はわかるかい？
介助者：ふっ…．もし真実と空想が混じっていたら，真実が何かなんて誰にもわからないのさ…．
医師：ダメだ．中二病こじらせている．

0 はじめに

モノポーラデバイスを使うのに必要な対極板．適切な位置に貼ることで，貼り付け部（皮膚）の熱傷事故を予防することができます．ここでは対極板の貼り付けのポイントについて学んでいきましょう．

1 対極板の目的

対極板の目的は流れた電流を回収することです．この電流を回収するときに欠かせない注意事項があります．それが**熱を発生させないこと**なのです．対極板の究極の目的は**熱を発生させないように電流を回収すること**にあるんですね．

2 熱が発生する条件とは

熱が発生する条件を押さえておきましょう．それは…

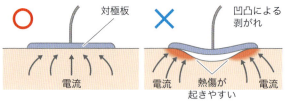
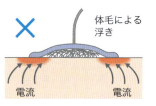

図1 凸凹による剥がれから，隙間が発生

図2 体毛による粘着阻害から，隙間が発生

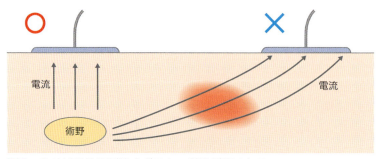

図3 貼り付け位置が遠すぎると，抵抗が高くなる

①面積が小さくなってしまう（電流密度が上昇する！）
②抵抗が高くなってしまう（電流が流れにくい！）

この2点です．これらの逆を徹底することが，貼り付けミスによる熱傷事故の対策となります！

3 Let's対策！

安全に対極板を貼り付けるには**視認性**がよく，**圧迫を受けにくい場所**が前提となります．かつ，下記の点に注意しましょう．

1）面積を広く確保するためには

① 平坦な場所へ（図1）

凸凹している部位への貼り付けは，対極板の浮きや剥がれによって面積が十分に確保できなくなってしまいます．

② 体毛の少ない場所へ（図2）

体毛が多い患者さんでは，対極板の粘着力が妨げられ，浮きや剥がれが起きてしまいます．

2）患者さんとの抵抗を低くするためには

① 術野に近い場所へ（図3）

術野から離れれば離れるほど，その分抵抗が高くなってしまいます．また抵抗が高くなるということは，通電による切開能力も落ちることにつながります．

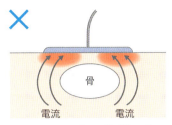

図4 骨や瘢痕など抵抗の高い部位は避ける

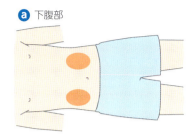

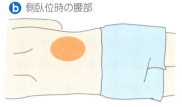

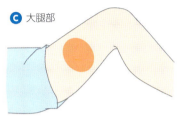

図5 お勧めの貼り付け位置

② 循環動態のよい筋肉質な場所へ（図4）

骨の真上，手術の瘢痕など抵抗の高いところは避けましょう．

具体的には，上部内視鏡時には，術野に近い左右の下腹部か側臥位であれば左右の腰部，下部内視鏡時には腹部圧迫に影響しない大腿部などがお勧めです（図5）．

お役立ちmemo

冬場の乾燥した肌や高齢の患者さんでは，貼り付け場所がよいにもかかわらず，なかなか対極板ランプが緑サインに点灯しない（抵抗が高い）場合があります．そんなときは，生理食塩水で浸したガーゼで貼り付け部位を清拭してあげると，保湿と電解水の効果で抵抗を下げることができます．

ホメられポイント

大腸内視鏡では処置中にも対極板の貼り付け等で体位変換を行うことがあります．その際に，患者さんの体や他デバイスと配線が絡まないように注意しながら，体位変換の介助をしてあげるとよいでしょう．

■ 文　献

1）「わかりやすい電気メスの本」（桜木 徹／著），pp156-165，金原出版，2014
2）「消化器内視鏡治療における高周波発生装置の使い方と注意点 改訂第2版」（矢作直久／編），pp18-23，日本メディカルセンター，2013

〈志賀拓也，大圃　研〉

第2章 内視鏡介助のポイント 〜これができれば褒められる！〜

⑪高周波装置の取り扱い

3 エフェクト movie
1つ変えるだけでみんなハッピー

Case

日常会話でのふとした疑問

医師：ジャーン！アイドルの新しいCD買っちゃった〜♪ この曲，エモなエフェクトが効いててすっごくいい感じなんだ．

介助者：エフェクト？ そういえば高周波装置にもエフェクトってありますよね？ あれ，どんな意味なんですか？

医師：さて何だと思う？ エフェクト（効果）っていうくらいだから，何かが変わるんだけど一体何でしょう〜．

介助者：う〜ん…．とりあえず，その握手券いらないならください！

医師：エフェクトについて理解できたらあげるよ（苦笑）．

さて皆さんは知っているでしょうか？ エフェクトの効果とその使いみち．ここではこれらについて実践的な内容を解説していきます．

1 エフェクトってなんだろう？

エフェクトはズバリ，**電圧の大きさ**です．エフェクトを大きくすれば最大電圧は大きくなり，小さくすれば最大電圧も小さくなります（図1）．

2 エフェクトの効果

では電圧が変わると，組織に対してどんな効果があるのでしょうか．ドライカットやフォースド凝固のような切開同時止血を行うようなモードでは，電圧が高ければ高いほど凝固層は厚くなります．放電する力が大きくなるため切開したところへ熱が多く伝わるためです（図2）．

エフェクトが小さいと切開面が比較的滑らかで，粘膜の縮まりといった熱による変性はあまり起きませんが，その分凝固する力は弱くなります．逆にエフェクトが大きいと大きな放電によって凝固層が厚くなるかわりに，熱による粘膜の変性や後出血といったリスクが高くなります．エフェクト（電圧）は凝固力だからといって高すぎてもよくないということです．

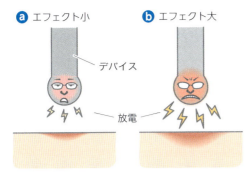

図1　エフェクトの大きさによる違いのイメージ
エフェクトが高いほど電圧が高くなり，放電と組織への影響が大きくなります．

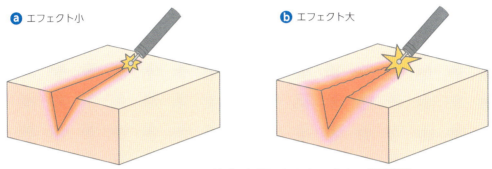

図2　切開同時止血能をもったモードで粘膜を切開したときのイメージ movie㉑
ⓐエフェクトが小さいと切除面が滑らかですが，凝固能が低くなります．
ⓑエフェクトが大きいと切除面は高い放電熱により変性したりしますが，厚く凝固されます．

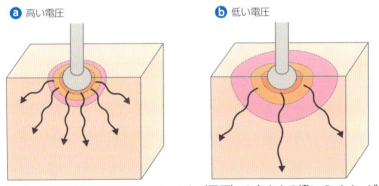

図3　ソフト凝固におけるエフェクト（電圧）の大きさの違いのイメージ

 お役立ちmemo

　前述2の『エフェクトの効果』で「切開同時止血を行うようなモードでは〜」と説明しましたが，切開能をもたない純粋な凝固では話が違ってきます．そうです，ソフト凝固です．ソフト凝固のエフェクトではエフェクトが小さいほど凝固が深くなりますが，時間もかかります．逆にエフェクトが高いほどデバイスに近い浅いところで留まりますが瞬時に凝固されます（図3）．ソフト凝固だけ理論が違うので間違わないようにしましょう！

3 エフェクトの使いドコロ！

1）エフェクトを上げるとき

エフェクトを上げると効果的なのは下記の場合です．

- EMRで有茎性のポリープを切るとき．
- ESD粘膜下層剥離で血管が豊富な場所を処理する場合．
- ソフト凝固使用時，食道や大腸など薄い粘膜で使用する場合．

2）エフェクトを下げるとき

エフェクトを下げると効果的なのは下記の場合です．

- ESDで筋層と対峙してしまうとき．
- ソフト凝固使用時，胃前庭部など粘膜が厚い部位や，出血点が死角などで見えない場合に，おおよその範囲で凝固したいとき．

ホメられポイント

　うまくいかないときはモードを変更する前に，まずはエフェクトを1つ変えてみましょう．状況が一転することが意外とあります．

　しかし，エフェクトはあくまでも隠し味的な要素が強いので，それでもうまくいかないときは，めんどくさがらずにモード変更も視野に入れて対応しましょう．

〈志賀拓也，大圃　研〉

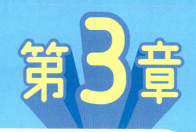

第3章

内視鏡ケアの ポイント

これで自信がもてる！

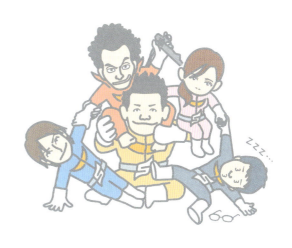

第3章 内視鏡ケアのポイント 〜これで自信がもてる！〜

①情報共有

1 問診のポイント

患者の体も心も看よう

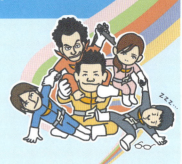

Case

検査前の問診の一場面…

ナース：問診票の確認をします．検査ははじめてですか？…
患者：はい…
ナース：何かご質問はありますか？
患者：いいえ．
ナース：問診は以上です．検査までもう少しお待ちくださいね（気難しそうな人みたい…）．
（事務的な問診，どうしたら変えられるの？）

　検査を安全に行ううえで，情報を医療チーム内で共有することは必須です．しかし，初対面の患者さんとぎこちなくなってしまうことってありませんか？ 検査を受ける患者さんは不安でいっぱいで，表情がこわばっていることもあります．来院から検査までの短い時間で，患者さんが抱える問題を明らかにし，ケアするのもナースの仕事の醍醐味です．ここでは，問診の基本的な内容（表1）に加えて，先輩ナースが実践している秘訣を解説します．

表1　基本的な問診内容

内視鏡経験の有無：初回，前回（いつ，どこで）	バイタルサイン：血圧，脈拍（頻脈・徐脈・不整の有無），酸素飽和度
現病歴・既往歴：特に，心疾患，高血圧，脳血管疾患，糖尿病，甲状腺機能亢進症，喘息，緑内障，前立腺肥大症（男性）	嘔気，腹満，腹痛，咽頭痛など検査当日の症状の有無
	検査当日の交通手段：鎮静薬を希望する場合は，当日の運転は禁止
抗血栓薬の服用の有無：薬剤名，休薬や服用継続状況	検査当日の付き添い者の有無
向精神薬の服用の有無：薬剤名	（女性）妊娠や授乳の有無
手術歴の有無：時期，手術部位	上部消化管内視鏡検査前 ・義歯の有無：総義歯，部分義歯 ・動揺歯の有無：位置，動揺の程度
アレルギーの有無：薬剤名，食べ物の種類	
体内インプラント留置の有無	
圧迫禁止側の有無：透析シャント，麻痺など	大腸内視鏡検査前 ・排便習慣，便の性状 ・便秘薬の服用の有無
鎮静薬投与希望の有無	

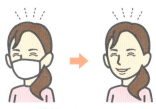

図1　笑顔であいさつ

1 自己紹介

　多くの施設において，感染管理の観点から常にマスクを着用することが推奨されています．マスクを付けたままで笑顔を見せても，患者さんには私たちの目元しか見えていません．はじめはマスクをはずして，笑顔で患者さんにあいさつしてみましょう（図1）．

2 バイタルサインのとらえ方

1）血圧

　検査前は，緊張や絶食などさまざまな影響から血圧が変動しやすくなります．血圧が正常範囲外である場合は以下のようなことを確認します．
- 高血圧や低血圧，不整脈の既往，白衣高血圧，降圧薬服用の有無，普段の血圧の値
- 頭痛，嘔気，めまいや立ちくらみなど随伴症状の有無
- 緊張しているか
- 急いで病院まで来たか

　特に随伴症状があるときは，早めに医師に報告しましょう．

2）脈拍

　頻脈や徐脈，結滞（脈が飛ぶ）がある場合は，心疾患や既往歴を確認します．

3）経皮的動脈血酸素飽和度（SPO_2）

　特にCOPD（chronic obstructive pulmonary disease：慢性閉塞性肺疾患）やSAS（sleep apnea syndrome：睡眠時無呼吸症候群）の患者さんの場合は注目しましょう．
　既往歴にCOPDがあると，もともとSPO_2値が低いこともあります．患者さんが普段より呼吸困難感が強いと訴える場合には，早めに医師に報告します．

3 気持ちの表出

　内視鏡検査を受ける患者さんが抱える不安はさまざまですが，大きく分けて，以下の2つに分けられるといわれています．

①検査の内容に関する不安	検査はどういうことをするのか,辛かったらどうしよう,恥ずかしいなど
②検査の結果に関する不安	何か病気が見つかったらどうしよう,手遅れだったらどうしようなど

そのため問診のときに患者さんの気持ちを直接聞いてみましょう.

▶ 例1(初回検査の場合):「はじめての検査ですが,何か不安・心配なことはありますか?」「聞いておきたいことはありますか?」

▶ 例2(受検歴がある場合):「以前検査を受けたときはどうでしたか?」「今回の検査で,不安なことはありますか?」

検査の内容に関する不安があれば,検査の流れを細かく説明してイメージをもたせてあげるのも効果的です.検査結果に関する不安があれば,結果を聞ける環境を調整してあげることも検討します.

4 患者さんの表情

患者さんも愛想がよい人,おしゃべりな人,無口な人,表情が険しい人…さまざまです.表情が硬く,無口でも,じつは不安な気持ちの裏返しということもあります.表情だけに惑わされず,その裏に隠れている本当の気持ちを読み取る姿勢で接してみましょう.

お役立ちmemo

患者さんのなかには,内視鏡検査を定期的に受ける必要がある人もいます.接遇は大切ですが,いわゆる「常連」といわれる人には,私はあえてフレンドリーに接しています.患者さんも顔見知りがいることで安心してもらえることもあります.

ホメられポイント

検査医は,開腹歴など事前に既往をしっかり把握したいのです.「大きな病気はしたことありませんか?」→「ありません」という人も,「お腹を切ったことありますか?」と聞けば,「帝王切開と虫垂炎をしています」というのはよくある話.虫垂炎や帝王切開は病気ではないと思っている人は珍しくないです.具体的な情報収集を!! 〈大圃 研〉

文 献

1) 若王子みのり:患者への問診.「消化器内視鏡技師のためのハンドブック 改訂第7版」(日本消化器内視鏡学会消化器内視鏡技師制度委員会/監,松井敏幸,他/編),pp90-93,医学図書出版,2016
2) 楠見朗子,花田敬士:検査前の安全管理.「技師&ナースのための消化器内視鏡ガイド 改訂第2版」(田村君英/編),学研メディカル秀潤社,2017
3) 橋本逸子:検査・治療前・中・後の看護のポイント.「消化器内視鏡技師・ナースのバイブル」(田村君英,星野 洋/編),p159,南江堂,2008
4) 日本消化器内視鏡技師会サイト:「内視鏡看護記録実践ガイド」(日本消化器内視鏡技師会,看護委員会),2013
http://www.jgets.jp/n_nurses_record_guide.pdf

〈青木亜由美〉

第3章 内視鏡ケアのポイント ～これで自信がもてる！～

①情報共有

2 申し送り

聞くも伝えるも抜かりなく

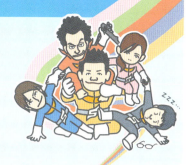

Case

ESDが終了し，内視鏡ナースが病棟ナースに申し送る一場面…

内視鏡ナース：○○さんの治療終わりました．出血が多くて止血がたいへんで，5時間もかかりました．薬もたくさん使いました．バイタルは問題ありませんでした．

病棟ナース：わかりました．（処置，大変だったんだー．この後，何に気をつけたらいいの？）

内視鏡ナース：（病棟ナースにも大変な処置だったこと伝わったかなー）

　　入院患者の内視鏡検査・治療において，病棟ナースとの申し送りは欠かせません．内視鏡室における申し送りには，①検査・治療前に病棟ナースから患者情報を提供してもらう，②検査・治療後に病棟ナースへ検査・治療に関連した情報を伝達する，という2つの場面があります．上記Caseのように，内視鏡ナースと病棟ナースの思いがズレているなんてこともあるでしょう．継続看護の観点からも申し送りは大切です．本稿では，有効な申し送りをするためのポイントを解説します．

1 検査・治療前

　　第3章-①-1であげた問診の項目に加え，以下のような内容を確認します．

意識レベル，理解力，自発運動の程度，危険行動（ルート抜去など）の有無
挿入物（静脈ライン，カテーテル，ドレーンなど）の有無，固定位置や挿入長
医療機器（輸液ポンプ，胸腔ドレーンなど）の設定値，酸素投与量
出血などの症状がある場合，性状や量
緊急検査や治療の場合は付き添いの方の有無や待機場所
持参品（義歯，携帯電話，杖など）の有無

　　入院患者は，外来患者と比較して全身状態が不安定なことも多く，患者さん自身から情報を聴取できない場合もあります．そのため，病棟ナースから十分な情報を聞き出すことが大切です．病棟と連携して申し送りの項目を共有し，情報漏れのないようにしましょう．

2 検査・治療後

検査・治療後に申し送りすべき項目は下記の通りです．

- 処置や治療の内容，担当医師，看護必要度C項目の該当の有無
- 使用した注射薬剤，投与量
- 患者さんの状態
- 挿入物の確認
- 対極板を外したことの確認
- 持参品の返却
- 医療機器の設定値の確認
- 安静度や食事に関する情報
- 病棟帰室後の観察ポイントや注意点

特に，最後にあげた項目は重要です．本稿の冒頭にもよく見かける場面をあげましたが，それよりも，病棟で患者さんが必要な看護ケアを受けられるように伝達することが重要です．一般的に専門病棟ではなく，混合病棟も増えており，消化器分野の知識が豊富なナースが多いとはいい難い現状があります．そのため，内視鏡室から病棟へ看護ケアのポイントを伝授してあげましょう．

また，SBAR（エスバー）のようなコミュニケーション方法を活用するのもよいでしょう．

- S（situation）：状況
- B（background）：背景・経過
- A（assessment）：考察
- R（recommendation）：提案

3 クリニカルパス

クリニカルパスを整備することで，職種および部署を越えて，情報や医療内容，看護について共有し，標準化が図れます．このようなツールを活用することも有効です．

お役立ちmemo

以前，「内視鏡室は中間車両」と表現した筆者の知人がいます．外来（病棟）―内視鏡室―外来（病棟）といったように，内視鏡室は単独では走れません．常に他部署と密に連携することは，患者さんのみならず，そこで働くスタッフにとってもプラスの要素がたくさんあります．

ホメられポイント

　患者さんの情報だけではなく，患者さんの付き添いの方の情報を病棟と内視鏡センターのナースで共有していてくれると助かります．検査後すぐに内視鏡センターで付き添いの方に説明をするのか，付き添いの方は内視鏡センターで待つのか，病室で待つのか，などケースバイケースですが，事前に誘導しておくと医療者側の無用な待ち時間も解消されます．

〈大圃　研〉

文　献

1）橋本逸子：検査・治療前・中・後の看護のポイント．「消化器内視鏡技師・ナースのバイブル」（田村君英，星野 洋/編），p159，南江堂，2008
2）花田敬士，楠見朗子：検査後の安全管理．「技師＆ナースのための消化器内視鏡ガイド 改訂第2版」（田村君英/編），p161，p331．学研メディカル秀潤社，2017
3）上田道子：教育と水準．「消化器内視鏡技師・ナースのバイブル」（田村君英，星野 洋/編），p97，南江堂，2008
4）海渡 健：コミュニケーション．「チームステップス 日本版 医療安全」（東京慈恵会医科大学附属病院医療安全管理部/編），pp106-107，メジカルビュー社，2012
5）大部智恵子：看護・介助に生かせる上部・下部内視鏡検査前処置薬．消化器外科ナーシング，22：64，2017

〈青木亜由美〉

第3章 内視鏡ケアのポイント ～これで自信がもてる！～

① 情報共有

3 タイムアウト

みんなでやれば，こわくない！

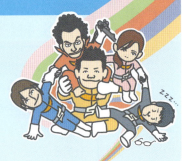

Case

タイムアウトの場面

医師：じゃあ，検査はじめよう．あ，タイムアウトか…．（患者さんに対して）確認するので，名前をいってもらえますか？

患者：○○です．

医師：…．他に，何の確認するんだっけ？

ナース：抗血栓薬を服用しています．アレルギーはありません．基礎疾患は～～～．以上です．

医師：あ，終わった？ じゃあ，検査はじめましょう．

ナース：（安全な検査のために，医師にも一緒に確認してほしいのに，あんまり聞いてないみたい．協力してほしいな…）

　タイムアウトは，手術室での医療事故を発端にはじまった**再発防止策**の1つです．そして近年は消化器内視鏡分野においても，医療安全の観点からその重要性が注目されています．しかし，まだ導入していない施設があったり，導入しても職種間で足並みが揃わなかったりと課題はあります．本稿では，タイムアウトについての基本から，継続するための工夫まで解説していきます．

1 参加者

　患者・医師・介助者（ナース・技師）です．内視鏡検査・治療は多職種で行うため，すべての職種で行うことが必須です．患者さんも参加し，一緒に確認してもらいます．

2 実施のタイミング

　患者さんが検査室に入室してから，咽頭麻酔前・鎮静薬などの薬剤投与前に実施します．

3 確認事項

1）検査と治療に共通した項目

①患者氏名・生年月日（患者さんにいってもらいます）
　▶カルテ，内視鏡画面が一致しているか確認します．
②検査・治療内容
③アレルギーの有無
④基礎疾患
⑤抗血栓薬服用の有無および休薬期間
⑥鎮静薬使用の有無
⑦その他特記事項
　▶例：ペースメーカー，動揺歯，駆血禁止側など

2）内視鏡治療の際にさらに必要となる項目

①予定時間
②デバイスや機器の確認
③金属除去の確認
④予測される偶発症・緊急時対応

お役立ちmemo

　医師とともに手順通りにタイムアウトをしたけれど，検査に集中していたために生検が禁止だった患者さんに生検を行ってしまった，駆血禁止側に末梢ラインを入れてしまった…など，ヒヤリハットを0にできないのも事実です．タイムアウトの実施に加え，情報を視覚的に共有することも有用です．施設によって，さまざまな対策がとられています（図1）．
　例：検査室の見える位置に注意を促すカードを設置する，生検禁止の場合は内視鏡の鉗子栓に目印をつける，駆血禁止側がある場合は患者さんに腕章をつけるなど．

4 記録

　タイムアウトの参加者，確認事項などを記録に残します．記録のフォーマットは，タイムアウト専用としたり，既存の検査記録にタイムアウトの項目を追加したり，施設で導入しやすい記録を検討します．

5 タイムアウトの導入や継続に向けて

　タイムアウトに限らず，新しい運用を部署に根づかせるには時間がかかるものです．ナースが運用をつくっても，医師など他職種と足並みが揃わなかったり，運用はあるのに浸透し

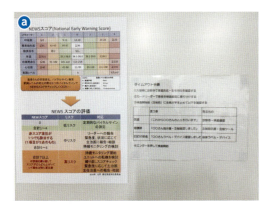
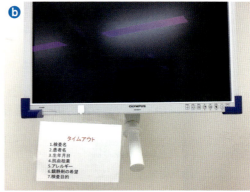
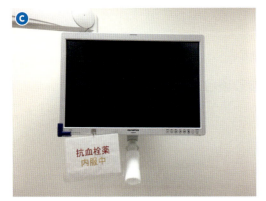
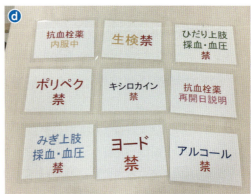
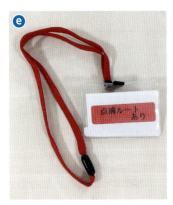
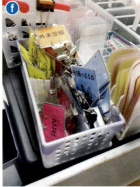

図1 視覚的な情報共有の例

ⓐ, ⓑ検査室の壁にタイムアウトの手順を貼っています．
ⓒ, ⓓ患者さんに合わせて，注意喚起のカードを選択し，内視鏡モニターの下に設置します．
ⓔ患者さんの首にかけてもらいます．
ⓕ必要な情報をカルテに表示します．
（ⓐ, ⓕは昭和大学江東豊洲病院にて撮影）

なかったりするときは，多職種が一緒に話し合う場を設けてみましょう．手順が遵守されないのであれば，改善案を多職種で考えます．一緒に話し合うことで意識づけにもつながります．

お役立ちmemo

　検査前だけではなく，検査後も安全管理は大切で，検査後の確認手順はサインアウトといいます．サインアウトでは，採取した検体数や中止している抗血栓薬の服用再開日などを確認します．検査が終わると，次の患者さんの入室に意識が向いてしまいますが，最後まで抜かりなく確認しましょう．後になって，採取した検体数と医師の検査所見が合わない！ なんてことにならないように気をつけたいものですね．筆者もそんなヒヤヒヤする経験をした一人です…．

ホメられポイント

　病院の評価法もいろいろありますが，これからは「タイムアウトがしっかりしているか」は必ずチェックされるようになります．忙しい業務のなかで手間暇だけが増えていく気がしますが，まずは最低限の項目を決めて導入していくようにしましょう．導入の担当者を職種ごとに決め，粘り強くルーチンワークになるように浸透させてください．

〈大圃　研〉

■ 文　献

1）江原一雅：医療安全管理学各論 手術の安全性の向上．病院安全教育，1（6）：115-119, 2014
2）山梨めぐみ，他：内視鏡検査・治療におけるタイムアウト導入の試み：インシデント0をめざして．日本消化器内視鏡技師会会報，55（Suppl）：1343, 2013

〈青木亜由美〉

第3章 内視鏡ケアのポイント 〜これで自信がもてる！〜

②上部消化管内視鏡検査

1 患者説明

検査前・後に必要な説明とは

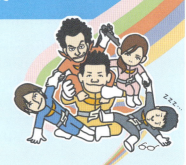

Case

検査後の説明の場面で…

ナース：今日の検査で，胃の組織をとりましたので，食事は消化のよいものにして，アルコールもやめてください．

患者：え！ 今日の夜は，宴会があるんだよ．食事とか飲酒を制限しないとどうなるんだ？

ナース：出血することもあるので….

患者：出血しているかは，どうやってわかるんだ？ 血を吐くのか？ 今までにもそんな患者はいたか？ 入院するのか？

ナース：貧血を起こすことがあります….

患者：貧血って，倒れるのか？ 食事を制限したら，出血はしないのか？ ちゃんと説明してくれよ．

ナース：…．（患者さんの不安を煽ってるみたい…．どうかかわったらよかったの？）

　内視鏡検査は，健診から精密検査，高度な治療まで多岐にわたります．医師から，検査の目的・方法・偶発症について患者さんへ説明し，同意を得ます．そして，患者さんが安全，安心に検査を受けるためには，検査前の準備から検査後の注意点までナースが十分な説明することが求められます．ここでは，検査前・後の検査説明について解説します．

1 検査前の説明ポイント

　検査前日および当日の食事や内服薬，来院手段など注意事項をまとめた用紙（図1）に沿って説明します．また，注意事項だけではなく，検査後のことも少し触れておくと先の見通しが立つため，患者さんの不安の軽減につながります．

1）抗血栓薬

　抗血栓薬の休薬に関しては，消化器内視鏡学会でガイドライン[1]を定めています．医師に指示を確認しましょう．

2）サプリメント

　DHA（ドコサヘキサエン酸）やEPA（エイコサペンタエン酸）などを含むサプリメントに

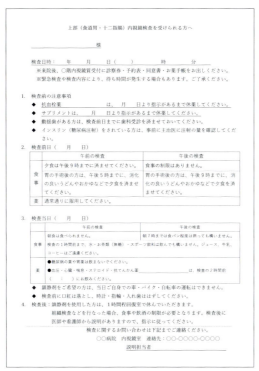

図1 検査前の説明用紙（一例）

関してのガイドラインはありません．しかし，観血的処置などに対して休止することもあります．自施設の医師や薬剤師に確認して，運用を定めておくのもよいでしょう．

3）胃切除後

　胃切除を受けた患者さんの場合，通常の食事制限では，検査のときに胃内に食物残渣が貯留していることがあります．そのため，消化のよい食事を早めの時間にすませてもらいます．

4）水分摂取

　検査当日は禁食であるため，水分も控える患者さんがいます．しかし，**脱水（特に夏場）に注意が必要なため，飲水は積極的に勧めます**．ここはかなり大事なポイントです！

5）内服薬

　検査当日，服薬してよい薬と時間を明確にします．実際にあるケースとしては，食事をしないから薬もすべてやめてきたという患者さんが，検査中に不整脈が出てしまったこともあります．また逆に胃薬だけは飲んできたという患者さんでは，胃の粘膜に薬がべったりと付着し，内視鏡検査に支障をきたすことがあります．

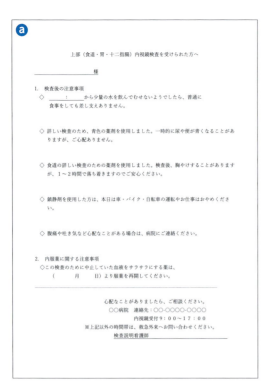
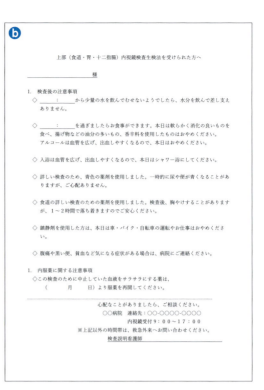

図2 検査後の説明用紙（一例）

2 検査後の説明ポイント

鎮静薬を投与した場合は，患者さんが覚醒し帰宅可能な状態になってから説明しましょう．また，順行性健忘によって会話内容を忘れてしまうこともあり，後で確認できるように説明用紙（図2）に書き込みながら伝えましょう．

1）誤嚥

咽頭麻酔や鎮静薬により，患者さんの嚥下機能は一時的に低下するため，検査直後に飲食をすると誤嚥のリスクがあります．内視鏡検査後の飲食開始時間は施設により多少異なり，検査終了時の30〜60分後に許可します．高齢者では誤嚥のリスクがさらに高くなるため，十分注意が必要です．

2）生検後の食事

生検では粘膜を採取しているため，食事開始時間を通常検査より長めに設定します．生検部位からの出血予防のため，刺激の強い飲食物は避けるように説明します．

3）ヨード（ルゴール）

色素内視鏡を行った患者さんに対しては，色素による影響も説明が必要です．特にヨード撒布を行った場合，胸やけの症状が残り，患者さんが気分不快を訴えることがあります．
▶例：「うがい薬のような薬液を使ったために，ヒリヒリした胸やけのような症状が残りますが，徐々に

落ち着くので心配ありませんよ」

4）インジゴカルミン

インジゴカルミンは本来，腎機能を調べるために静注する薬剤であり，尿中に排泄されるために尿の色が青くなります．内視鏡検査においてインジゴカルミンを使用した場合は，消化管粘膜に撒くため，体内に吸収されることはなく，肉眼的に尿が変色することはきわめて稀なことです．しかし，便中に混入する可能性はあり，一言伝えておきます．

5）抗血栓薬の開始

抗血栓薬を中止した場合，服用再開日を忘れずに説明しましょう．

お役立ちmemo

説明用紙を紛失した…という問い合わせもあります．患者さんに説明した内容は，施設でも控えておくことをオススメします．

また，問診の際，食事を摂っていないことを確認します．ときどき，「うっかり一口食べちゃった…」という患者さんもいるからです．その場合は，食事時間とメニューを確認してから医師に報告し，食後6時間以上経過してから検査を行ったり，検査日を延期したりなど対応しています．

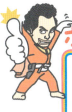

ホメられポイント

検査時に残渣があると検査が台無しになってしまう場合もあります．特に胃切除後の患者さんは通常の食止めでは対応できないことが多く，前回の検査歴を確認することが大切です．自施設では初回検査でも，患者さん自身が前回施行時に残渣があったことなど伝えられていることも多いので，しっかり情報収集してください．内服薬も，胃薬に多いのですが胃壁に張り付いて検査困難になるものがあります．前回の検査記録を必ず確認し，問題があれば改善のための一工夫を加えるようにしてください．まさにPDCAサイクルをしっかり，ということですね．　　　　　　　　　　　　　　　〈大圃　研〉

文　献

1）藤本一眞，他：抗血栓薬服用者に対する消化器内視鏡診療ガイドライン．日本消化器内視鏡学会雑誌，54（7）：2075-2102，2012
https://www.jstage.jst.go.jp/article/gee/54/7/54_2075/_pdf/-char/ja
2）加藤千恵次，他：上部消化管検査（経口法）．「消化器内視鏡技師のためのハンドブック 改訂第7版」（日本消化器内視鏡学会消化器内視鏡技師制度委員会/監，松井敏幸，他/編），pp94-96，医学図書出版，2016
3）小原英幹，岡本澄美子：上部消化管内視鏡検査．「技師＆ナースのための消化器内視鏡ガイド 改訂第2版」（田村君英/編），p137，学研メディカル秀潤社，2017
4）橋本逸子：検査・治療前の看護．「消化器内視鏡技師・ナースのバイブル」（田村君英，星野 洋/編），p160，南江堂，2008
5）橋本逸子：検査・治療後の看護．「消化器内視鏡技師・ナースのバイブル」（田村君英，星野 洋/編），p166，南江堂，2008

〈青木亜由美〉

第3章 内視鏡ケアのポイント 〜これで自信がもてる！〜

②上部消化管内視鏡検査

2 体位の保持

たかが体位，されど体位

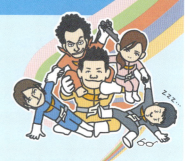

Case

検査室に入室した場面で…

ナース：検査のために，左を向いて横になってください．

患者：腰が痛いけど…検査の間は我慢しないといけないかしら？

ナース：そうですね，検査を受けるときはこの姿勢でお願いしています．検査の間だけなのでがんばってもらえますか？

患者：うーーん…

ナース：（検査はこの体位って先輩から教わったけど，他に何かできるのかな？）

上部消化管内視鏡検査の体位とは，「左側臥位」が基本です．しかし，患者さんが高齢者や身体的障害がある場合，理想的な体位がとれないこともあります．そんなとき，患者さんに合わせた体位を工夫してみましょう．

1 身体情報の確認

整形外科系疾患（体内インプラントの有無など）の既往歴を確認したり，患者さんの歩行状態をよく観察したりしましょう．杖歩行や跛行のときは，痛い部位を確認します．

2 検査前

通常の左側臥位となったときに「どこか辛くありませんか？」と確認します．右下肢の下にクッションなどを差し込むだけで，腰の負担を軽減させることができます（図1）．患者さんが楽な体位を選択させてあげましょう．

また，検査台の幅にもよりますが，患者さんの背中側に空間があると，不意に仰臥位になることがあります．しっかり側臥位が保てるように背枕を活用するなど，工夫します（図2）．

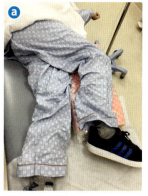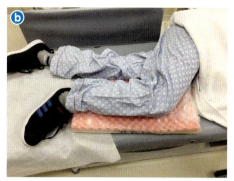

図1　右下肢にクッション挿入
腰の負担が軽減されます．高齢者や可動域に制限のある患者さんなどに実践してみましょう．バスタオルでも代用できます．

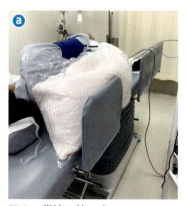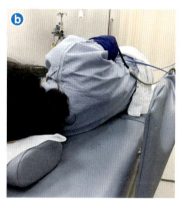

図2　背枕の使い方
ⓐ安定な体位，ⓑ背中にスペースがあり，不安定な体位．

　お役立ちmemo

患者さんによって，体位の工夫を行った場合，記録に残しています．それが次回の参考になり，継続看護につながります．

3 検査中

　特に鎮静が効いている患者さんは，不意に体を動かすことがあります．また，不意の体動によって，顔も上向きになり，誤嚥につながることがあります（図3）．顔の向きも左向きをキープします．そして，検査台は高くて狭いため，転落防止に柵を設置します（図4）．

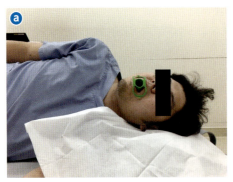
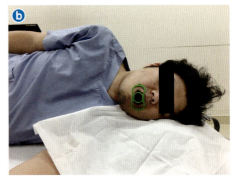

図3　顔の向き
ⓐ患者さんは横を向いているつもりでも，これでは唾液が口腔内に溜まり，誤嚥の危険性が高まります．
ⓑポイントは左頰を枕に付けるイメージです．口角から唾液が流れ出やすくなり，誤嚥予防につながります．

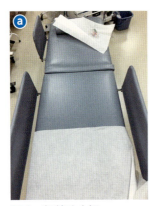
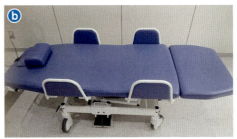

図4　転落防止柵
ⓐ柵は着脱式，ⓑ柵と一体型（画像は昭和大学江東豊洲病院にて撮影）．

4 検査後

　検査が終わると同時に，仰臥位になろうとする患者さんもいます．しかし，口腔内に溜まった唾液や分泌液を誤嚥するおそれがあります．患者さんが覚醒している場合は，側臥位を保ち，口腔内の貯留物を吐き出すように伝えます．鎮静が効いている場合は，側臥位のままで口腔内の吸引を行います．

　例え短時間であっても，硬い検査台に同一体位でいることは患者さんにとって苦痛です．検査後は体の痛みが出ていないかなど，確認しましょう．

お役立ちmemo

食道の精密検査でヨード（ルゴール）撒布後に，口から流れ出して頰部に圧排密着したことによって皮膚障害を起こした報告があります．特にヨードを使用したときは，唾液が頰に接触しないように枕の位置を変えるなど工夫をするとよいでしょう．また，検査後は皮膚の観察をしましょう．

ホメられポイント

鎮静がかかっていると，普通の左側臥位だけだと喉元へ唾液が逆流してむせることがあります．やや下を向くくらいにすると唾液が自然に口から流れ出てむせにくくなります．真横よりちょっと下向きです．　　　　　　　　　　　　　　　　〈大圃　研〉

文　献

1）橋本逸子：検査・治療前・中・後の看護のポイント．「消化器内視鏡技師・ナースのバイブル」（田村君英，星野 洋/編），p165，南江堂，2008
2）小原英幹，岡本澄美子：上部消化管内視鏡検査．「技師＆ナースのための消化器内視鏡ガイド 改訂第2版」（田村君英/編），p135，学研メディカル秀潤社，2017
3）荻原ちはる，他：上部消化管内視鏡検査．「ナースのためのやさしくわかる内視鏡検査・治療・ケア」（工藤進英/監），pp54-70，ナツメ社，2013
4）上田道子：検査前・中・後の看護．「消化器内視鏡看護 基礎と実践知」（日本消化器内視鏡技師会内視鏡看護委員会/監，著），pp57-58，日総研出版，2012

〈青木亜由美〉

第3章 内視鏡ケアのポイント 〜これで自信がもてる！〜

②上部消化管内視鏡検査

3 マウスピースの取り扱い

ただ噛んでもらうだけじゃないの?!

Case

上部消化管内視鏡検査中マウスピースが外れそうになって…

医師：外れてる（怒），外れてる（怒怒），カメラ噛んじゃうよぉ（怒怒怒）．
ナース：す，すみません，調節します．
〜〜〜検査後〜〜〜
患者：マウスピースがきつくて痛かったわ．
ナース：すみませんでした．（ちょうどよい強さにしたはずなのに，なにがダメだったの？）

　内視鏡を噛まれないためにマウスピースは必須です．今はベルト付きのマウスピース（図1）も普及しています．しかし，内視鏡初心者のナースにとってはマウスピースの調整や外すタイミングも難しいものです．本稿では，マウスピースの取り扱いについてお伝えします．

1 口腔内の観察と義歯の取り扱い

　基本的に入れ歯（義歯）を外します．特に固定が不安定な義歯では検査中の脱落や誤嚥につながることもあります．しかし，残存歯が極端に少ないと，マウスピースを把持しにくい，残存歯に負担がかかり抜けてしまうといった危険性があります．そのためマウスピースを把持する前に，残存歯の位置や本数，動揺がないか口腔内の観察をします．

　残存歯の脱落の危険性があるときは，義歯を装着した状態で検査を実施することも検討します．その場合は医師に相談しましょう．

　また，開口範囲に制限のある患者さんもいます．細径用（図2）や開口器（図3）を準備しておくこともオススメです．場合によっては経口から経鼻内視鏡に変更などを医師に提案するのもよいでしょう．

2 マウスピースの固定

　ベルト付きのマウスピースが普及しています．装着するときは患者さんの頭部に合わせて調整します（図4）．鎮静下では，患者さんが無意識にマウスピースを押し出そうとすること

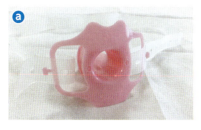
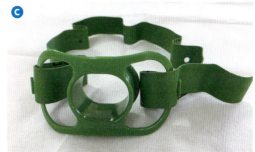
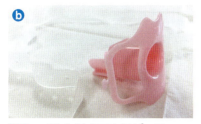

図1 ベルト付きマウスピース
ⓐ,ⓑ舌圧子付き,ⓒバニラフレーバー付き.

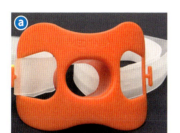

図2 細径用マウスピース
ⓐ細径用,ⓑ通常サイズとの比較.(画像は昭和大学江東豊洲病院にて撮影)

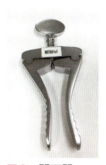

図3 開口器

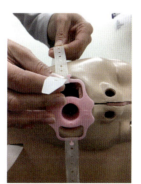

図4 ベルトの調節
後頭部の方からベルトをしっかり引っ張ってから固定します.密着させたつもりでも,後頭部のあたりでたわんでいることがあるので,気をつけましょう.
(画像は昭和大学江東豊洲病院にて撮影)

があるため,ややきつめに固定するのもポイントです.頭部に合わせてみて固定するときは,ベルトの穴1つ分だけきつく止めます.固定後に必ず患者さんに確認します.

　ベルトがないタイプではテープなどで固定します(図5).しかし,嘔吐反射が強い場合や

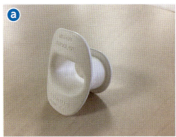
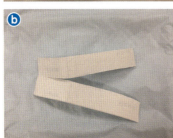
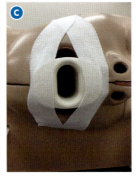

図5 テープを使った固定
ⓐベルトのないタイプのマウスピース．ⓑ幅広のテープを切ります．ⓒマウスピースを固定します．（画像は昭和大学江東豊洲病院にて撮影）

流涎が多い場合などは検査中にテープが剥がれたりずれてしまうこともあるため，常に手で支えるなどの注意が必要です．

3 検査終了直後の注意

　覚醒下での検査の場合は，患者さんにマウスピースを吐き出してもらいます．鎮静下内視鏡の場合，声をかけて，患者さんが開口できるようになるまで待ちます．ナースが無理にマウスピースを外すことで，残存歯を脱落させてしまう可能性もあるからです．覚醒を待つ間は唾液を誤嚥しないように，側臥位を保ち，誤嚥のおそれがあるときは口腔内を吸引しましょう．

 お役立ちmemo

冬の乾燥した季節では唇も乾燥しています．マウスピースを把持したことで口角に裂創ができてしまったことがあります．隅々まで観察や配慮が必要だと考えさせられた経験でした．

ホメられポイント

皆さんは自分でマウスピースを付けたことありますか？　開口状態で固定されているのは想像以上に不快です．必要以上に早くから付けっぱなしで待機せず，術者の様子を伺いつつ装着時間を最低限にできるようにしましょう．　　　〈大圃　研〉

■ 文　献

1）岡本澄美子：検査・治療の看護・介助．「消化器内視鏡技師・ナースのバイブル」（田村君英，星野 洋/編），p169，南江堂，2008
2）荻原ちはる　他：上部消化管内視鏡検査．「ナースのためのやさしくわかる内視鏡検査・治療・ケア」（工藤進英/監），pp54-70，ナツメ社，2013
3）小原英幹，岡本澄美子：上部消化管内視鏡検査．「技師＆ナースのための消化器内視鏡ガイド 改訂第2版」（田村君英/編），p135，学研メディカル秀潤社，2017
4）荻原ちはる　他：上部消化管内視鏡検査．「ナースのためのやさしくわかる内視鏡検査・治療・ケア」（工藤進英/監），pp54-70，ナツメ社，2013

〈青木亜由美〉

第3章 内視鏡ケアのポイント 〜これで自信がもてる！〜

②上部消化管内視鏡検査

4 上手な声かけ・タッチング

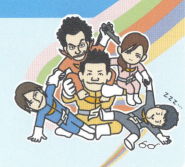

ナースの手はセデーション！

> **Case**
>
> **上部消化管内視鏡検査中の場面**
>
> ナース：がんばってくださいね．
> 医師：空気が入って辛いけど，ゲップ我慢して．
> ナース：ゲップ我慢してくださいね．
> 医師：はぁぁ（溜息）．ゲップ我慢しないと検査終わんないですよ〜
> ナース：我慢してくださいね…（医師のオウム返ししかできないよ．医師もイライラしているし，他になんていったらいいの？）

　たとえ検査を何度も受けている患者さんでも，内視鏡検査は楽なものではありません．さまざまな研究において，マッサージは患者さんに安心感とリラックス効果をもたらすとされており，特に意識下内視鏡ではナースの声かけやタッチングがとても重要です．

　しかし，内視鏡の新米ナースからは，どう声をかけたらよいのか，どういうタイミングで何をしたらよいのかわからないというお悩みが聞かれます．ここでは，上部消化管内視鏡検査における声かけと背部マッサージについて解説しましょう．

1 声かけ

　まずは，上部消化管検査の流れを知ることが必要です（第1章-②，第2章-①-1参照）．そのなかでも，患者さんにとって肝となるポイントでは特に声をかけます．患者さんも状況を理解して対応できるため効果的です．

　また，検査中に患者さんは声を出せないため，辛いときは右手を上げるなどの合図を患者さんと決めておきます．

1）咽頭の通過

　内視鏡画面を見て，咽頭部（図1）を確認して声をかけます．咽頭を通過するときに嘔吐反射が出て，苦痛を伴います．

　▶例：「喉元を通りますよ．少し辛いですが，がんばってください」

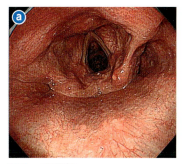 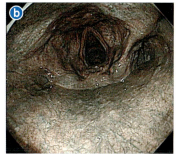

図1　咽頭部
ⓐ通常光画像，ⓑNBI画像．

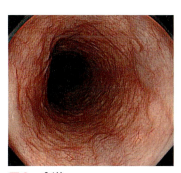 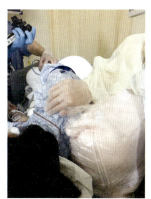

図2　食道

図3　タッチング
患者さんの肩に手を添えて，肩の力を抜くように声をかけると，脱力できたのを感じることができます．

2）食道へ入ったら

　スコープが食道（図2）に入ってからも患者さんは緊張したままです．肩に力が入り，頸部が硬直した状態では，咽頭でスコープの違和感が強くて不快です．全身の力を抜くように誘導します．ここでポイントとなるのは，吸気ではなく呼気からはじめることです！　緊張を解くには吸気より呼気が効果的です．また，肩に手を添えることで，患者さんの力が抜けたか確認できます（図3）．
- ▶ 例：「一番辛いところは過ぎましたよ．ため息をつくようにまずは息を吐いて，肩の力を抜いてください．そこからゆっくり呼吸を続けましょう」

3）幽門輪の通過

　幽門輪（図4）を通過するときは，胃が下腹部方向に押し下げられるような感覚になり，意識下では強い不快感が出ます．
- ▶ 例：「胃がグーッと押し下げられるような感じになりますよ．いやな感覚ですが，がんばってくださいね」

4）胃内の送気

　胃内の観察では，送気（図5）により胃の膨満感を感じます．ゲップが出ると，再度送気

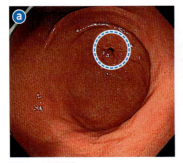 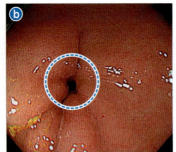 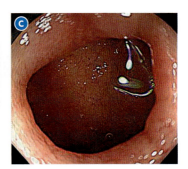

図4　幽門輪
◯：幽門輪（P-リング）

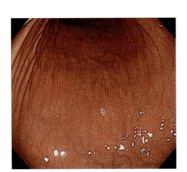 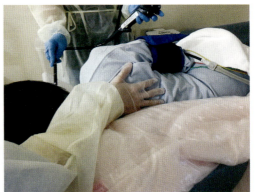

図5　送気した胃内　　図6　背部マッサージ

をする必要があり，検査時間も長くなります．患者さんに協力が得られる範囲でゲップを我慢してもらいます．

▶例：「胃に空気を送るのでお腹が張りますよ．ゲップが出やすくなりますが，できる範囲で我慢してくださいね．少し顎を引くとゲップを我慢しやすくなりますよ」

5）励まし・進行を伝える

適宜，検査の進行状況を伝えたり，患者さんを励ましたりします．

▶例：「検査は順調に進んでいますよ」「がんばってくださいね」「上手にできていますよ，最後まで力を抜いていきましょうね」「あと少しですよ」

2　タッチング・背部マッサージ

脊椎に沿って，手のひらを胸部から腹部に向かってゆっくりさすります（図6）．このとき，新米ナースはかなり早いスピードでマッサージをしますが，ゆっくりマッサージすることで患者さんも落ち着きます．これぞ，まさに"ナースの手はセデーション"ですね！

しかし，何度も受検経験がある場合，患者さんによっては触られることが不快なこともあります．検査前に患者さんに確認しておきましょう．

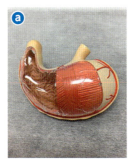
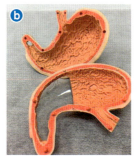

図7　胃の模型

お役立ちmemo

ただむやみに暗記するよりも，はじめはたいへんですが，原理を理解した方が，その後もいろんなことを発展して考えられるようになります．原理については胃の中で内視鏡がどうなっているか，胃の模型（図7）などを活用して考えることをオススメします．きっと病院のどこかに胃の模型があるはず！

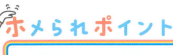

医師によって挿入までは自分で声かけをする場合，検査中ずっと声かけし続けている場合などスタイルはさまざま．あまり声かけが重複するとむしろ患者さんは煩わしくなります．術者のスタイルに合わせ，不足を補うような声かけをしてくれるとやりやすいものです． 〈大圃　研〉

文献

1）荻原ちひろ，他：上部消化管内視鏡検査．「ナースのためのやさしくわかる内視鏡検査・治療・ケア」（工藤進英/監），pp66-70，ナツメ社，2013
2）小原英幹，岡本澄美子：上部消化管内視鏡検査．「技師＆ナースのための消化器内視鏡ガイド 改訂第2版」（田村君英/編），pp135-136，学研メディカル秀潤社，2017
3）橋本逸子：検査・治療前・中・後の看護のポイント．「消化器内視鏡技師・ナースのバイブル」（田村君英，星野 洋/編），pp169-170，南江堂，2008

〈青木亜由美〉

第3章 内視鏡ケアのポイント ～これで自信がもてる！～

③ 下部消化管内視鏡検査

1 患者説明

検査前・後も手を抜かないで

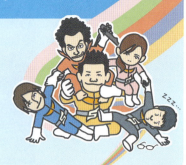

Case

下部消化管内視鏡検査前の説明をしている場面で…

患者：検査の日に薬（腸管洗浄剤）飲むのに，前日まで食事の制限が必要なの？
ナース：腸をきれいにするために必要なんです．
患者：俺は便秘しないから大丈夫だよ．
ナース：でも，食事制限しないと，腸がきれいにならない可能性がありますよ．
患者：大丈夫だろう．もしきれいにならなかったら，どうなるんだ？ 検査できないのか？ いろいろ説明が多くて覚えきれないな．
ナース：ご自宅で，もう一度読んでみてください．わからないことがあれば，病院に連絡をください．（…．あの患者さん，大丈夫かな？ わかってくれたかしら？）

上部消化管検査と比較して，下部消化管検査は検査前の準備が多いため，説明の内容は増えます．また，ポリープ切除など外来治療を行う施設もあるため，検査後の注意事項も十分に行うことが必須です．本稿では，下部消化管検査に関する説明について，キーワードごと解説していきます（腸管洗浄剤に関しては，第1章-③，第3章-③-2も参照）．

1 検査前の説明のポイント（図1）

患者さんは，自宅で腸管洗浄剤を指示通りに服用できるか，腸がきれいになるか，病院までの移動中に便意は落ち着くか…など不安や心配なことがたくさんあります．検査説明は，標準的な内容にとどまらず，患者さんの生活背景や排便習慣，既往歴などを考慮して，個別的な説明も加えることで，患者さんも取り組みやすくなります．

1）便秘

前処置を効率よく進めるうえで，便秘は大敵です．排便ペースや下剤を常用しているか確認しておきます．便秘の傾向がある場合，検査当日の前処置に難渋する可能性があるため，検査の数日前から整腸薬や下剤を服用して便通を調整します．

2）検査食

1人暮らしで自炊をしているような方や外食中心の方の場合，現実的に前日の食事の管理

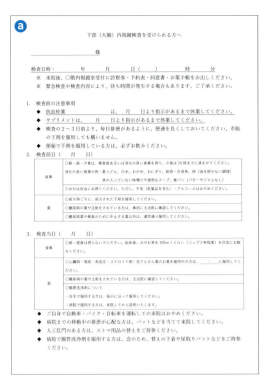
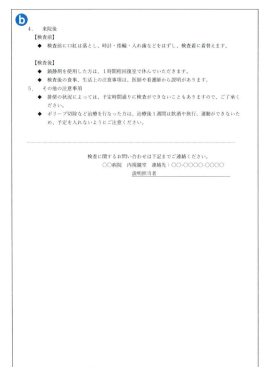

図1 検査前の説明用紙（一例）

は難しいものです．前日の検査食の活用は当日の前処置負担の軽減につながります．いくつかの検査食には，「難消化性デキストリン」という食物繊維が含まれており，整腸作用があるため，排便の手助けになります．これは，食事の用意をする手間以外にも，検査食を勧めるよい理由になります．

3）消化のよい食事

患者さん自身で食事を調整する場合，『食べてよいもの・悪いもの』の両方を提示すると，「あの食材はどうですか？…」と，質問が止まらなくなることがあり，ナースも患者さんも混乱します．その対策として，『食べてよいもの』の例だけを提示することがよいでしょう．検査前日だけだから，と患者さんに理解してもらい，『食べてよいもの』のなかから調整してもらいましょう．とはいえ，1つくらいは，患者さんの「これは食べてもよいですか？」の質問に答えてあげてくださいね．

ちなみに，食べないほうがよいものは，「油分の多い，食物繊維が多い，種子がある」といった消化の悪いものがポイントになります．

4）水分摂取

前日から食事制限をするため，脱水傾向になります．しかし，患者さんは腸管洗浄剤を服用するから余計な水分は摂らないほうがよいだろうと，他の水分を控えてしまいます．起床後の水分摂取は，腸管洗浄剤による効果を上げるとともに，脱水予防としても重要なため，しっかり行うように説明します．腸管洗浄剤は体内に吸収されず，便として排泄されてしま

うことを，患者さんに知っておいてもらいます．

5) 内服薬

お薬手帳で患者さんの内服薬などを必ず確認し，服薬指導をします．ここは，薬剤師が介入している施設もあるようです．

なお，常用薬を服薬するタイミングは，腸管洗浄剤に干渉されないことが大切です．

- ▶ 起床後すぐに腸管洗浄剤を服用する場合：腸管洗浄剤服用後，排便が落ち着いてから常用薬を服用する
- ▶ 起床から腸管洗浄剤服用まで2時間以上ある場合：起床時に常用薬を服用する

6) 持参品

人工肛門のある患者さんや排泄が心配な患者さんなどには，替えを用意してもらいます．

7) 検査後の注意

下部消化管検査では，検査当日にポリープ切除のような治療を行うこともあります．治療後は，生活や食事面で制限を指示することが多いため，事前に伝えて，患者さんにスケジュール調整をしてもらいます．

8) 抗血栓薬・サプリメント

詳細は第3章-②-1を参照してください．

2 検査後の説明のポイント（図2）

患者さんは，検査前の準備を経て，検査がやっと終わった！とホッとするところですが，腹満など症状が残ると，検査後も辛いなんて…と思ってしまいます．症状軽減のために正しい対処方法を伝えるなど，帰宅後に患者さんが困らないような説明を心がけましょう．

1) 排ガス

腸管内に残った空気は吸収されないため，排ガスしてもらう必要があります．排ガスがうまく行えないと，腹満が続き，また空気が胃へ逆流して，嘔気を誘発することもあるため，排ガスの指導を行います．右側臥位やうつぶせとなることで，重力により，排ガスが促されます（第3章-③-4の図2を参照）．

また，検査中の送気に，炭酸ガス（CO_2）を使用すると，腸管内に溜まったガスは体内に吸収されるため，腹満の軽減につながります．

2) 食事

生検やポリープ切除後は，出血予防のため，食事制限や禁酒について説明します．排ガスの項目でも述べましたが，腹満がある状態で食事を摂ると，嘔吐することがあるため，腹満がある状態での食事は避けてもらいましょう．

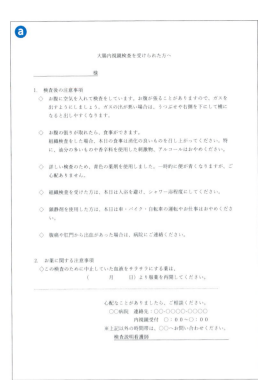
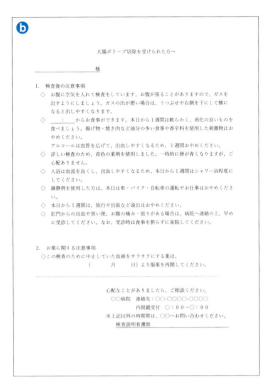

図2　検査後の説明用紙（一例）

3）インジゴカルミン

　腸管内に撒布したインジゴカルミンは体内に吸収されず，排ガスや腸液とともに排泄されます．トイレの水が青く染まったり，お尻を拭いたときに青くなったりするため検査後に説明が必要です．

4）入浴

　生検やポリープ切除後は，出血予防のため，入浴は中止するように説明します．シャワー浴程度にしてもらいます．

5）偶発症

　生検やポリープ切除後の患者さんで心配なことは出血・穿孔の偶発症です．そのため，下血や血便，腹痛などの症状に注意が必要であること，また，排泄後に排泄物を確認することを十分説明します．確認せずにトイレを流してしまうと，出血に気づかないことがあります．帰宅後は，患者さん自身で症状観察をしてもらうため，指導がたいへん重要となります．

　また，生検や治療後の出血に対して，内視鏡的止血術を行う可能性があります．緊急時の受診方法や病院の連絡先を明確にしておく必要があります．

6）遠出

　特にポリープ切除後は，偶発症が起こる可能性があります．偶発症が疑われる場合，すぐに来院できるように，遠出は避けてもらいます．治療後1～2週間は注意が必要です，自施

設の医師と期間の相談をしておくとよいでしょう．

7）鎮静薬

鎮静薬を使用した場合，鎮静後の注意事項も十分に説明します（第3章-④-3参照）．

8）抗血栓薬

休薬していた場合は，服用再開日を医師に確認して，説明します．

お役立ちmemo

上部・下部問わず，内視鏡検査は一生に一度受ければよいものではありません．くり返し受けることが大切ですが，初回の検査の印象がよくなかったために，それ以降検査を受けたくないと思う患者さんもいます．検査が痛かった，鎮静が効かなかった，腸管洗浄剤が飲めなかった…など，患者さんの思いを聞き，次回以降の検査に生かせるように，カルテに記録を残しています．

ホメられポイント

消化の悪いものは避けてください，繊維は避けてください，といわれても正直私みたいな人にはさっぱり訳がわかりません．内視鏡をやるまでこんにゃくとかキノコが消化が悪いと思ってませんでした…小麦系のコーンフレークとかも…世の中いろいろな人がいますからね．具体的に例をあげて伝えるようにしてください． 〈大圃　研〉

文　献

1）岡本澄美子：下部消化管．「消化器内視鏡技師・ナースのバイブル」（田村君英，星野 洋/編），pp194-197，南江堂，2008
2）淡路誠一：消化器内視鏡における検査・治療の必須知識と看護実践のポイント．（日総研セミナー）
http://www.nissoken.com/s/13750/
3）上田道子：排ガスの効用．消化器内視鏡看護．「消化器内視鏡看護 基礎と実践知」（日本消化器内視鏡技師会内視鏡看護委員会/監，著），pp76-77，日総研出版，2012

〈青木亜由美〉

第3章 内視鏡ケアのポイント 〜これで自信がもてる！〜

③下部消化管内視鏡検査

2 前処置のススメ

のせ上手は，飲ませ上手！

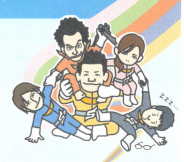

Case

患者が腸管洗浄剤を服用している前処置の場面で…

患者：看護師さん，もう飲めないわ．

ナース：これ飲んでお腹をきれいにしないと検査できないですよ．

〜〜〜医師に報告に行くと〜〜〜

医師：全然進んでないのか〜．なんとか飲ませてよ，頼むよ．

ナース：(…．そんなこと言われても，いったいどうしたらいいの？)

　大腸内視鏡検査の前処置は，内視鏡ナースにとって永遠の課題です．多くの腸管洗浄剤を飲用することは患者さんにとっては大きな負担になります．予定通りに飲めないことや，排泄が思うように進まないことで，患者さんは挫折することもあります．しかし医師からは前処置を進めるように指示されるし，ナースはしばしば医師と患者さんの板ばさみになることもあるでしょう．ここでは，前処置ケアのコツを伝授しましょう．

1 検査前の説明

　検査の指示が出たときから前処置ははじまっています．検査当日まで便通を整えておくことで，当日の前処置がスムーズになるため指導しておきましょう．また，前処置の必要性を十分に説明し，患者さんに動機づけします．

2 情報収集とアセスメント

　検査当日，腸管洗浄剤の飲用方法について説明するだけではありません．前処置を進めるための情報も集めて，ケアにつなげていきます．

1) 検査経験の有無

- 過去の前処置は順調に進められたか確認します．
- 過去に嘔気など副作用が出た場合は，慎重に進めます．

- 過去の前処置において不快な経験がある場合，その原因の対策を考えます（例：腸管洗浄剤の味が嫌いであれば，別の薬剤へ変更できないか医師に相談したり，失禁の経験があればオムツの着用を勧めるなど）．

2）普段の便通

- 下剤を常用しているか，排便サイクル（毎日か数日に1回か），最終排便の日を確認します．
- 便秘の傾向がある場合は，前処置に時間がかかる可能性があることを患者さんに伝えて，心の準備もしてもらいましょう．
- 初回の検査で，2日以上排便がない場合は狭窄が存在する可能性も考慮します．医師に報告してから服用をはじめます．

3）前処置に影響を及ぼす既往歴

- 糖尿病，精神疾患，腎疾患，神経系疾患の既往がないか確認します．
- 疾患や常用薬の特性から便秘をきたす傾向があります．前処置に時間がかかる可能性があることを患者さんに伝えて，心の準備もしてもらいましょう．

4）前処置に影響を及ぼす薬剤

- 鉄剤，球形吸着炭（クレメジン®）などを服薬していないか確認します．
- 薬剤が排便のなかに混入する特性があるものは，前処置不良と認識してしまう可能性があります．排便確認のときに注意が必要です．

5）手術歴

- 胃切除・食道癌術後を受けたことがあるかを確認します．多量の薬剤服用が困難なこともあります．服用ペースは患者さんに合わせましょう．
- 口腔手術を受けたことがあるかを確認します．誤嚥などのリスクが考えられるため，普段の嚥下の状態を把握しておきます．ストローを使うなど，服用方法を工夫するのもいいでしょう．

6）嗜好

- スポーツドリンクや梅の味が苦手，水分を摂ること自体が苦手な患者さんもいます．
- 患者さんが苦手な味や形状の腸管洗浄剤であれば，別の薬剤（例：錠剤タイプや，服用しやすい味の薬剤など）に変更できないか医師に相談してみます（各腸管洗浄剤については第1章-③参照）．
- まずは腸管洗浄剤を半分の量で提供し，患者さんがクリアできそうな目標設定をするなど，患者さんに合わせた飲用方法の工夫を提案してみましょう．
- 前処置に時間がかかる可能性があることを患者さんに伝えて，心の準備も整えましょう．

3 歩行や排便体操・腹部マッサージを活用

歩行など体を動かすことは腸蠕動を刺激し，腸管洗浄剤の飲用と並行することで，前処置

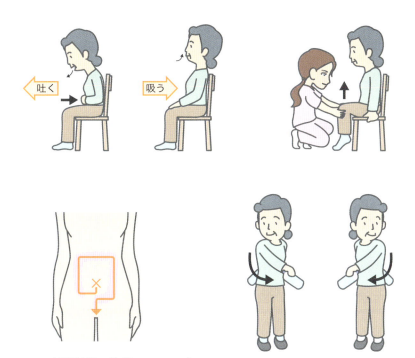

図1　排便体操と腹部マッサージ

を効率よく進められます．しかし，高齢者や運動機能に障害のある患者さんでは，歩行すること自体が苦痛となることや，転倒につながることがあります．そこで，歩行と同等の効果が期待できる排便体操や腹部マッサージ（図1）も活用しましょう．ただ座って腸管洗浄剤を飲用するよりも，体を動かすことはよい気分転換にもなります．

　また，患者さんと一緒に歩いたり，体操したりするなど，寄り添うことは，患者さんにとって励みにもなります．

4 ポジティブな声がけ

　私たち内視鏡ナースにとって大腸内視鏡検査の前処置は，毎日の看護業務の一部ですが，患者さんにとっては非日常的な経験です．つい医療者側の目線で声をかけてしまいがちですが，患者さんを励ます気持ちを忘れずに．

悪い例	「これじゃダメです」「まだまだです」 「飲まないと，いつまでも検査できませんよ」
良い例	「ここまで飲めましたね」「さっきよりずっとよいですね」 「きれいになりにくいのは，あなただけではありませんよ」 「もう一息ですね」 「（排便がきれいになっていなくても）がんばって飲んでいるので排便が出ていますね，よかったですね」

5 排便確認を患者任せにしない

患者さんは排便の観察に慣れていません．排便スケール（図2）があっても，間違った判断をしていることがあります．腸管洗浄剤が飲める・飲めないにかかわらず，ナースもときどき排便の確認を行うことが大切です．

> **お役立ちmemo**
>
> 排便を確認したとき，排液は透明なのに，小さく丸い便塊が残ることがあります．これは，大腸憩室にはまり込んでいた便が排泄されていることを予想します．大腸内視鏡検査や腹部CTの受検歴があれば検査所見を確認しています．憩室からの便は完全になくならないため，患者さんにも説明しています．

6 腸管洗浄剤の飲用が進まない要因の探求

腸管洗浄剤の飲用が進まないとき，その要因は患者さんごとに違います．まずはしっかり話を聞きましょう．要因の多くは，飲用量や味，形状，嘔気などの腹部症状があげられます（表1）．

7 前処置が完了しないときの対応

腸管洗浄剤をすべて飲用しても，前処置が完了しないこともあります．患者さんに腸管洗浄剤の追加飲用が可能であるか確認し，医師の指示を受けます．患者さんが追加の飲用を拒否しても，浣腸など他の対処法があることを伝えてあげましょう．

また，いろいろな工夫を重ねても前処置が完了しない場合でも検査を開始することがあります．検査目的や患者さんの身体的・精神的負担などを考慮し，先輩ナースや医師に相談してみましょう．

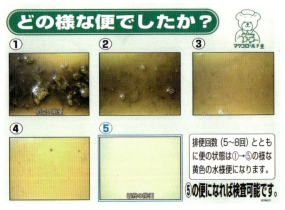

図2 排便チェックの表（例）
（画像提供：堀井薬品工業株式会社）

表1 腸管洗浄剤の飲用が進まない要因と対策

要因	対策
飲用量	少量ずつ提供し，患者さんが実現可能な目標を設定してみましょう．
味	水分摂取も併用し，患者さんのペースに合わせましょう． 全く飲めないときは，別の洗浄剤へ変更することも含めて，医師に相談してみるのもよいでしょう．
形状	水分摂取が苦手な患者さんもいます．できれば事前に把握し，錠剤の腸管洗浄剤への変更が可能か，など，他の方法に変更できないか医師に相談してみましょう．
嘔気	それ以上飲用しても嘔吐してしまう可能性があるため，飲用を一時中断します．排便が起こるように体を動かしてみるなど，経過を見るのもよいでしょう． 嘔吐したときに誤嚥する危険もあるため，臥床は避けます．
腹痛	腸管に過度な負担がかかり，イレウスなどになる可能性もあります．飲用を中断し，医師に報告します．

8 前処置が完了したら

　大腸内視鏡検査は前処置もたいへんです．前処置が完了したら，患者さんにねぎらいの言葉をかけましょう．次は本番の検査です．検査の順番が来るまでリラックスできるように配慮しましょう．

ホメられポイント

　前回検査時の記録は次回検査の参考になります．他院で検査した場合でも問診でかなりその際の情報収集が可能です．ほとんどの患者さんは同じ前処置をすると，同じ状況に陥ります（例：一定量で嘔吐する，味がまずくて飲めない，通常より時間がかかってもきれいにならない，追加投与量が非常に多いなどなど）．前回検査で苦労があったとき，くり返すことのないように情報を活用しオーダーメイドできるように指示医に助言してあげてください．

〈大圃　研〉

文献

1）岡 志郎，田中信治：大腸内視鏡．「消化器内視鏡技師のためのハンドブック 改訂第7版」（日本消化器内視鏡学会消化器内視鏡技師制度委員会/監，松井敏幸，他/編），pp100-101，医学図書出版，2016
2）岡本澄美子：検査・治療の看護・介助．「消化器内視鏡技師・ナースのバイブル」（田村君英，星野 洋/編），pp194-195，南江堂，2008
3）小原英幹，岡本澄美子：下部消化管内視鏡検査．「技師＆ナースのための消化器内視鏡ガイド 改訂第2版」（田村君英/編），pp158-159，学研メディカル秀潤社，2017
4）荻原ちひろ，他：下部消化管内視鏡検査．「ナースのためのやさしくわかる内視鏡検査・治療・ケア」（工藤進英/監），pp78-81，ナツメ社，2013

〈青木亜由美〉

第3章 内視鏡ケアのポイント 〜これで自信がもてる！〜

③下部消化管内視鏡検査

3 上手な声かけ

ナースは患者の代弁者

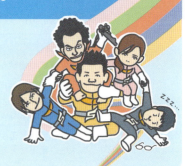

Case

下部消化管内視鏡検査中の場面

患者：イタタタ…先生，お腹が痛いです．
医師：はい，ちょっと我慢してください．
ナース：痛いですか？頑張ってくださいね．
患者：イタタタ….
医師：….（画面に集中するのみ）
ナース：（患者さんは痛がっているのに，私はどうしたらいいの？）

　　患者さんにとって大腸内視鏡検査は「恥ずかしい」「痛い」「辛い」などのイメージがあり，検査中も緊張が続きます．一方，検査中の医師は内視鏡画面に釘づけになり，患者さんの表情などはあまり見えていません．そのため，ナースは患者さんの表情の変化に気づき，気持ちをくみ取ることが大切です．時には，患者さんの代わりに医師に訴えることも必要です．ここでは大腸内視鏡検査中の声かけを中心に説明します．

1 検査前

1）コミュニケーション方法

　　上部消化管内視鏡検査とは違い，検査中も話ができることが特徴です．腹痛，腹満感，嘔気などの症状があるときは訴えるように伝えます．

2）保温

　　検査着や検査用パンツは保温性に欠けます．掛け物や検査室温度などを確認し，保温に努めます．

2 検査中

1）表情の観察

患者さんの表情をよく観察し，苦痛様の表情など変化があったら「大丈夫ですか？」「どこか辛いところはありますか？」と声をかけ確認します．患者さんに症状があるときは医師に伝えます．患者さんに必要以上の苦痛を我慢させることのないように配慮します．

また，患者さんに痛みや腹満を我慢してもらう場面もあります．そのようなときは特に励まし，ねぎらいの言葉かけも忘れずに行います（例：「がんばっていただいたので，辛いところは過ぎましたよ」）．

2）排ガス

送気した空気やガスが腸管内に貯留することで，排ガスを誘発します．羞恥心もあるため，患者さんは排ガスを我慢しようとします．しかしそれによって，迷走神経反射を引き起こす可能性があります．患者さんに十分説明し，排ガスを促します．

検査中に，**冷汗，嘔気，血圧低下，徐脈などの症状がみられた場合は，迷走神経反射をきたしている場合もあり，医師にすみやかに報告して，患者さんに排ガスを促し**，状況により補液やアトロピンの投与の準備をします．

お役立ちmemo

検査中，患者さんが苦痛を訴えても，医師（特に若手の医師）が内視鏡操作に夢中になり，患者さんやナースの声に耳を貸してくれない場面にも遭遇してきました．そのようなときは熟練医師や先輩ナースに応援を頼み，検査医に冷静さを取り戻してもらいましょう．

3 検査後

1）ねぎらい

検査終了直後は，安全のためにすみやかに検査台を下げます．検査が終わったことを伝え，ねぎらいの言葉をかけます（例：「お疲れさまでした．検査終わりましたよ」「ご気分は大丈夫ですか？」「頑張りましたね」）．

2）症状の確認

腹満や腹痛，嘔気などの症状がないか確認します．腹部膨満がある場合は，右側臥位をとることで排ガスを促すことができます．

ホメられポイント

患者さんの苦痛に，顔色ひとつかえず"ちょっとここだけ我慢してください"とだけ声かけする若い先生や，検査後に患者さんから文句をいわれたことも経験したことがあるでしょう．大抵の先生は本当に冷たいのではなく，技術的に未熟で余裕がないだけなんです．少し大目に見てあげてください．そんな先生の気がまぎれるようにやりとりして，患者さんの気をそらしてほっこりした部屋の空気をつくりあげてください．みんながhappyになります．

〈大圃　研〉

文　献

1) 荻原ちひろ，他：下部消化管内視鏡検査．「ナースのためのやさしくわかる内視鏡検査・治療・ケア」（工藤進英/監)，pp82-89，ナツメ社，2013
2) 岡 志郎，田中信治：大腸内視鏡．「消化器内視鏡技師のためのハンドブック 改訂第7版」（日本消化器内視鏡学会消化器内視鏡技師制度委員会/監，松井敏幸，他/編)，pp104-106，医学図書出版，2016
3) 岡本澄美子：検査・治療の看護・介助．「消化器内視鏡技師・ナースのバイブル」（田村君英，星野 洋/編)，pp195-196，南江堂，2008

〈青木亜由美〉

第3章 内視鏡ケアのポイント 〜これで自信がもてる！〜

③下部消化管内視鏡検査
4 体位変換のコツ
力づくでは動きません！

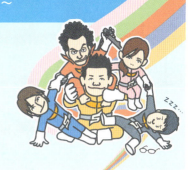

Case

大腸内視鏡検査で体位変換をする場面

医師：仰向けにして！

ナース：はい！ よいしょ…

医師：ちょっ，ちょっと！ 患者さんの足がスコープにひっかかって抜けるだろう．気を付けて早く動かして！

ナース：すみません…（少しは先生も手伝ってくれたっていいのに！ どうしたら，スムーズに動かせるの？）

　大腸内視鏡では，体位変換が必要となることがあります．覚醒下では，患者さんに協力してもらいながら行えますが，鎮静下では重労働です．しかも検査台は狭いうえに，スコープもあるため，新米ナースが苦労するところの1つです．ここでは，①なぜ体位変換が必要となるのか，②体位変換のコツを解説します．

1 体位変換の意味

　体位変換によって，腸管は以下のように変化します．
① 重力によって腸管は下に下がります．
② 腸管内の空気は上に上がります．
③ 固定屈曲部は下にくると鋭角化し，上にくると鈍角化します．

　これらの変化を活用し，スコープの挿入を補助する手段とします．

1）左側臥位による腸管の変化（図1）

- Rsと肝彎曲部は鈍角化します（肝彎曲部〜上行結腸挿入困難時に，挿入しやすくなることがあります）．
- SDジャンクションと脾彎曲部は，鋭角化します．
- 観察時，S状結腸遠位側〜直腸は空気伸展のため観察しやすくなります．

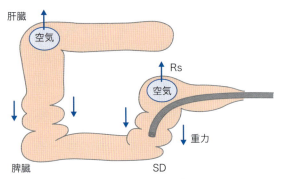

図1 左側臥位のときの腸管の状態

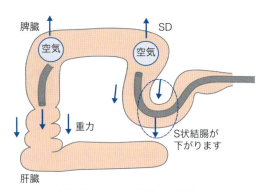

図2 右側臥位のときの腸管の状態

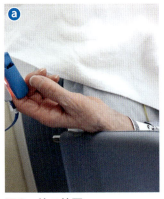
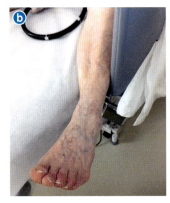
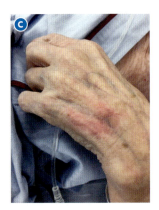

図3 体の位置

ⓐ, ⓑ 狭い検査台の上では，患者さんの体の位置に注意が必要です．柵などに挟まれていませんか？
ⓒ 検査中に検査台の柵に圧迫され，発赤ができてしまいました．少しの接触でも，皮膚の脆弱な患者さんでは，スキントラブルの元になります．（画像は昭和大学江東豊洲病院にて撮影）

2) 右側臥位による腸管の変化（図2）

- 重力によってS状結腸が下がります（軸保持短縮法のS状結腸挿入困難時に，重力の影響で腸管のひだがスコープに近づき挿入しやすくなることがあります）．
- SDジャンクションと脾彎曲部は，鈍角化して開きやすくなります．
- 横行結腸では，重力のためスコープが進みやすくなります．

 お役立ちmemo

抗血栓薬を服用中の患者さんが検査後に広範囲な内出血を起こしてしまった事例がありました．体位変換ができたことに満足せず，検査台の柵による圧迫など無理な負荷がかかっていないか（図3），常に観察することが重要ですね！

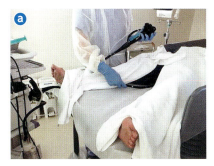
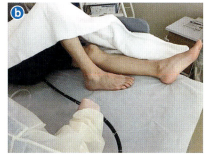
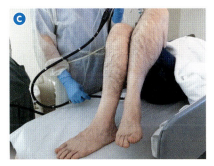

図4 足の位置
ⓐ足を大の字に開き，両下肢の間にスペースを作ります．
ⓑ患者さんの左側に両下肢を寄せて，右側に内視鏡操作のスペースを作ります．ⓒこの体位では，右下肢は膝を立ててもらいますが，左下肢は膝を伸ばしても，立ててもかまいません．

2 介助のコツ

1）患者さんに協力を得られる場合

ナースは行ってほしいことを説明しながら誘導します．
▶例：「これから仰向けになります．まず，両膝を立てて，ゆっくり上を向きましょう．検査台の真ん中にゆっくり動いてください」

足の位置については，主に，図4のような体位があります．検査医の好みもあるため確認しておきましょう．また，高齢者や関節可動域に制限がある患者さんでは困難な体位もあるため患者さんに確認しましょう．

2）鎮静下で患者さんの協力が得られない場合

ボディメカニクスを活用します（図5）．体格のよい患者さんなどに対しては，1人では体位変換ができないこともあります．介助者の腰痛の原因にもなりますので，無理をせず応援をよびましょう．

ホメられポイント

体位変換の際に患者さんの体が上下移動したり，冒頭のようにスコープに足がかかるとスコープが抜けてしまいます．体位変換はエイッと急に動かさず，じわっといつでも止まれるようにすることがポイントです．体位変換の方向やタイミングを先回りして待機できると慌てず対処できると思います． 〈大圃 研〉

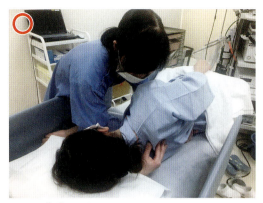 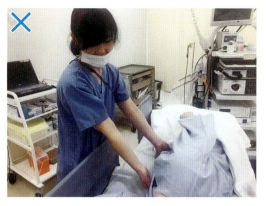

図5 ボディメカニクス

〇：例えば，側臥位から仰臥位に体位変換する場合，介助者は患者さんの体の下に手を入れて，自分の方向に引き寄せる方向に動かすことが理想です．一度にやろうとせず，上半身または下半身から順番に動かします．足元のスコープに引っかからないように細心の注意を！

✕：介助者の腕の力だけで動かすのは，介助者の体にも負担がかかり，腰痛などの原因になります．

■ 文　献

1）上田道子：下部消化器内視鏡検査・治療時の看護．「消化器内視鏡看護 基礎と実践知」（日本消化器内視鏡技師会内視鏡看護委員会/監，著），pp63-64，日総研出版，2012
2）岡 志郎，田中信治：大腸内視鏡．「消化器内視鏡技師のためのハンドブック 改訂第7版」（日本消化器内視鏡学会消化器内視鏡技師制度委員会/監，松井敏幸，他/編），pp102-104，医学図書出版，2016
3）村元 喬：用手圧迫法．昭和大学病院院内研修資料，2012

〈青木亜由美〉

第3章 内視鏡ケアのポイント ～これで自信がもてる！～

③下部消化管内視鏡検査

5 用手圧迫 movie

この圧迫でいいのかな？！

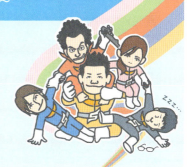

> **Case**
>
> **大腸内視鏡検査中の一場面**
> 医師：お腹押してくれる？
> ナース：はい．このへんですか？
> 医師：ちょ，ちょっと違う！ 違う（怒），腹押しって，わかってる？
> ナース：すみません…まだよくわかりません．
> 医師：誰かわかる人よんできて！
> ナース：（先生によってもやり方は違うし，教えてくれたっていいじゃん！）

　　下部消化管内視鏡検査では，スコープの挿入を補助するために，体位変換以外に，用手圧迫が行われます．長年内視鏡に携わっていても難しいと感じているナースはたくさんいます．それは医師によっていうことや圧迫の位置が違うから，といった理由もあります．では，用手圧迫の目的は何でしょうか？ どのように行ったらいいのでしょうか？？ ここでは，内視鏡画像とともに，用手圧迫の基本について説明します．

1 用手圧迫の目的

　　腹部を手で圧迫して，内視鏡の過伸展やたわみを防いだり，挿入方向の腸管の壁を内視鏡側に近づけたりすることによって，直線的な挿入を保てるように補助します．これにより，患者の苦痛の軽減にもつながります．

2 用手圧迫の方法

1）用手圧迫は腹筋が緩んだ状態で行う

　　呼吸を止めることで腹筋が緊張するため，患者さんには自然な呼吸を続けるように声をかけます．緊張を緩めるために深呼吸をしてもらうことは有効ですが，横隔膜が大きく動き，それに伴って腸管も動くため，挿入しにくくなってしまうこともあります．逆に，横行結腸

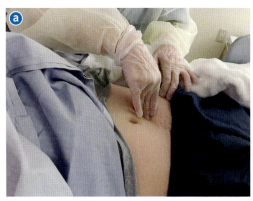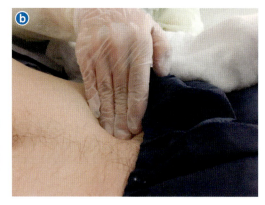

図1　手の使い方 movie㉒

2，3本の指先を使って，内視鏡モニター上で画面が変わる程度の強さで十分です．内視鏡モニターを見ながら力は加減します．（画像は昭和大学江東豊洲病院にて撮影）

や肝彎曲の挿入のときは，深呼吸（吸気）が用手圧迫の代わりとなる場面もあります．

2）腸管のひだや管腔がスコープ側に近づいてくるところを探す

　圧迫位置を探すときは，患者さんの腹部ではなく，**画面を見ながら**行います．腹部を押して，腸管がどのように変化するかを医師と一緒に確認しながら，的確な位置を探します movie㉓．圧迫をして，腸管の壁が遠のいてしまったり，変わらなかったりする場合は，的確ではありません．圧迫する場所を少しずつずらしてみましょう．そして，お腹を押す前には，必ず患者さんにひと声かけましょう．

3）2〜3本の指で軽く圧迫（図1）

　圧迫の位置を探すときは，**ゆっくり軽く**押します．不必要に強く圧迫すると，内視鏡を押し戻したり，挿入の状況を悪くしてしまったりすることがあります．患者さんの体型によっても有効な力加減は変わります．

4）内視鏡医と十分なコミュニケーションを図る

　冒頭でもお伝えしたように，用手圧迫の方法は医師によって異なりますが，目的は同じです．それぞれの医師のやり方を知ることと同時に，コミュニケーションを図ることも大切です．

お役立ちmemo

　そもそも腹腔内で内視鏡がどのような形で挿入されているのか，イメージがつきにくいものですよね．検査中は患者さんもいるため，医師に用手圧迫のことばかり聞くわけにもいきません．筆者は大腸内視鏡の挿入法や用手圧迫の勉強会を院内で開いてきました．その後，実際の検査で実践して，医師から直接教わってきました．大腸の模型（コロンモデル）や内視鏡挿入形状観測装置（UPD-3）などが備わっている施設では活用できると思います．

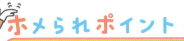
ホメられポイント

　まず，実際に自分のお腹を押してみてください．エイッと押すと，それだけで十分痛いし不快なはず．検査後に痛かったと患者さんからいわれて，"あの先生の挿入は…"と思いながら患者さんをなだめたことあるでしょう．その逆に"お腹押されて痛かった，苦しかった"といわれていることもあるんですよ．急に押さない，モニターだけではなく患者さんの顔色を見ながら，じわっと押さえるのがポイントです．

〈大圃　研〉

■ 文　献

1）岡 志郎，田中信治：大腸内視鏡．「消化器内視鏡技師のためのハンドブック 改訂第7版」（日本消化器内視鏡学会消化器内視鏡技師制度委員会/監，松井敏幸，他/編），pp102-104，医学図書出版，2016
2）小原英幹，岡本澄美子：下部消化管内視鏡検査．「技師＆ナースのための消化器内視鏡ガイド 改訂第2版」（田村君英/編），pp158-160，学研メディカル秀潤社，2017
3）上田道子：検査前・中・後の看護．「消化器内視鏡看護 基礎と実践知」（日本消化器内視鏡技師会内視鏡看護委員会/監，著），pp64-66，日総研出版，2012
4）村元 喬：用手圧迫法．昭和大学病院院内研修資料，2012

〈青木亜由美〉

第3章 内視鏡ケアのポイント 〜これで自信がもてる！〜

④鎮静薬投与時のケア

1 体位の確認

見落としがちな腋窩の圧迫

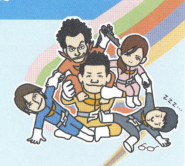

Case

検査直前，鎮静薬投与の場面…

医師：眠くなりましたか？ セデーション効かないな．もうちょっと足そうか．
ナース：眠くなりませんか？
患者：（開眼したまま，うなずく）
医師：おかしいな．お酒強いのかな？ …ん？ 腋窩が圧迫されてるのか？
ナース：え？ ちょっと体動かしてみます．よいしょっと…
〜〜〜モニターアラームが鳴る〜〜〜
ナース：○○さん！ わかりますか？
医師：アンビュー持ってきて！！
ナース：何が起こったの？

　苦痛の少ない内視鏡検査のために，多くの施設で鎮静下内視鏡が行われています．検査において患者さんの苦痛を軽減できる一方，副作用に注意する必要があり，呼吸・循環動態のモニタリングによる安全管理は必須です．それに加えて，静脈注射を行ううえで体位にも配慮する必要があることを知っていますか？ 本稿では，側臥位で鎮静薬（他の薬剤投与にも有効です）を投与するときに注意すべき点について説明します．

1 側臥位の観察ポイント：腋窩の圧迫

　上部消化管内視鏡検査も下部消化管内視鏡検査も通常，左側臥位ではじめます．しかし，左上肢に末梢ラインが留置されている場合，**左側臥位では左上肢が体幹で圧迫され，末梢循環を阻害する可能性があります**（図1）．特に体格のよい患者さんでは注意が必要ですが，体幹が前傾になってしまうと腋窩が圧迫されることがあります（図2）．体位を整えたら，必ず確認しましょう．そして，患者さんに手の痺れなど感じるときは，伝えるように声をかけておきます．

腋窩が圧迫されているときの現象

- 左上肢のしびれ

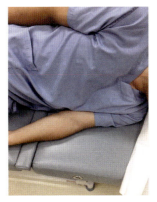

図1　左腋窩の圧迫

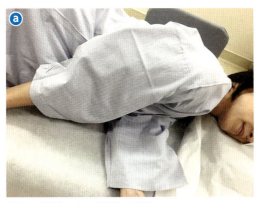

図2　前傾による腋窩の圧迫
左肩が背側に入り込みすぎると，右肩が前に傾き，左腋窩は必要以上に圧迫されてしまいます．

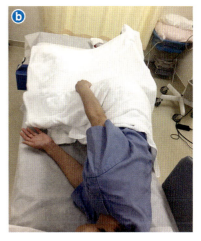

- 左上肢に末梢ラインが入っている場合：
  - ▶ 点滴の滴下不良．
  - ▶ 薬剤ボーラスのときに抵抗がある（輸液ルートの屈曲や三方活栓の方向も確認する必要があります）．
  - ▶ 自然に逆血がみられる．

2 腋窩圧迫の対処方法

1）圧迫の解除

　　体幹が前傾になっていたら，体幹の傾きを調整します．腋窩あたりに自分の手を入れて，圧迫の程度を確認します（図3）．

2）腋窩枕の活用

　　腋窩枕を挿入します（図4）．枕を挿入したら，腋窩の圧迫が解除されていることを確認しましょう（図5）．

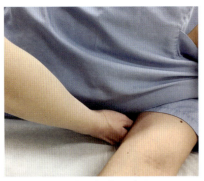

図3 腋窩圧迫の程度を確認

患者さんに声をかけ，左肩を腹側に少しずらしてから，腋窩に手を入れてみると，腋窩にスペースができたことを確認できます．
特に体格のよい患者さんや左上肢に血管確保した場合，腋窩が完全に圧迫されていることがあります．

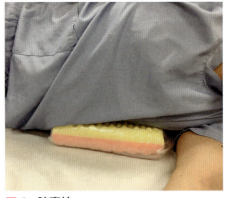

図4 腋窩枕

バスタオルなどでも代用できます．薄いクッションで十分です．患者さんに使用する前に，自分たちで実際に使用してみてください．体位保持に邪魔にならないものがよいでしょう．

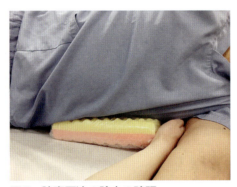

図5 腋窩圧迫の除去の確認

腋窩に手が少し入るスペースができたらOKです．腋窩枕を挿入後，手を入れて確認し，また，患者さんにも効果を確認します．

3）右上肢に末梢ライン確保

　右上肢に静脈ラインを確保することもよいでしょう．しかし，人工透析シャントなどさまざまな事情により，必ずしも右上肢で末梢ルートを確保できるとは限りません．駆血禁止側がないか確認が必要です．

 お役立ちmemo

　冒頭のCaseのように腋窩が圧迫されていたために，過鎮静となったケースは実際に起きています．腋窩枕は実際に体験してみてください．違いがよくわかりますよ！
　また，内視鏡検査・治療の事故として鎮静薬に関連した事例は多く報告されていることからも，医師とメディカルスタッフで話し合い，安全管理体制を整えておきましょう．また，急変対応シミュレーションなどを部署全体で行い，意識を高めることが大切ですね．

ホメられポイント

　側臥位をとっていても鎮静薬がよく効いてくると患者さんの体位が自然と仰向けになってしまう場合があります．特に大腸検査の場合は検査開始前の左側臥位のとき，背中側（手前側）に柵があると検査がしにくいので下げていることが多いと思います．そのとき，一瞬でも目を離すと，その隙に患者さんが仰向けになって転落しかねません．医師はカルテ内容確認などで思わず患者さんから目を離してしまうことがあります．鎮静薬投与後は医師とナースどちらかが必ず患者さんから目を離すことがないようにお互いに声かけが大切です．

〈大圃　研〉

文　献

1）郡司美香：手術体位固定の基本．オペナーシング，113（4）：23-28，1998
2）松永保子：皮膚血流の研究（体位変換による最大血流量ならびに安定血流量の変化）．日本看護研究学会雑誌，19（3）：77，1996
3）田口恵子，他：手術体位．「手術室看護の知識と実際 第3版」（中田精三／編），p223，メディカ出版，2009
4）岡田貴枝：側臥位．「ナーシング・プロフェッション・シリーズ手術室看護」（草柳かほる，他／編），pp71-79，2011

〈青木亜由美〉

第3章 内視鏡ケアのポイント ～これで自信がもてる！～

④鎮静薬投与時のケア
2 観察のポイント
患者を看ているのはナースだけと思え！

Case

鎮静薬投与中の内視鏡検査中

医師・ナース：….（内視鏡モニターに集中）

～～～SpO₂アラームが鳴る～～～

医師：大丈夫？

ナース：サチュレーションが85％，82％…下がっています！ 酸素流しますか？

医師：モニターだけじゃダメだよ，まずは患者さんが呼吸しているか見て！（怒） 下顎挙上して！ サチュレーションは？ 酸素準備しておいて！

ナース：はい，患者さんは呼吸しています．えっと…．（モニターだけじゃダメって，どうして…？）

　　内視鏡検査中，医師は内視鏡手技や内視鏡モニターに集中しています．ナースや技師も同じように画面に夢中になると，患者さんが置き去りの状況になります．特に，鎮静薬を投与中の患者さんは，自分で意思を伝えることができません．そのため，患者さんのことを看ているのは私たちナースだけ！ というくらいの気持ちで観察することが重要です．そして，ナースが患者さんの観察をしっかり行うことで，医師は安心して検査や処置に集中できます．本稿では鎮静薬投与中におけるナースの役割を整理しておきましょう．

1 鎮静薬の特徴を熟知する

　　施設によって，採用している薬剤はさまざまです．自施設で使われている薬剤の作用・副作用・作用時間・半減期・禁忌などの情報は知っておくことが大前提です（第1章-③参照）．

2 患者の観察

1) 血圧

- 検査前の数値を把握し，変動を観察します．

- 鎮静薬投与後は血圧低下をきたす頻度が多く，また，側臥位で測定すると，左右差が出るなど変動することを理解しておきましょう．
- モニターで低血圧を示した場合は，橈骨動脈や頸動脈を触知します．
- 血圧低下は，鎮静効果だけではなく，迷走神経反射による場合もあります．
  その場合は，徐脈や腹満の程度など合わせて観察しましょう．特にCO_2送気を使用していないときは注意が必要です．

2）脈拍

- 鎮静薬の副作用として徐脈をきたすことがあります．
- 橈骨動脈で実測したり，心電図波形と合わせて観察していきます．既往歴に，不整脈や徐脈などがあるか把握しておきます．検査前と比較して，変化がある場合には医師へ報告しましょう．

3）動脈血酸素飽和度（SpO_2）

SpO_2値は患者さんの2〜3分前の呼吸状態を反映していることを念頭におき，鎮静薬投与直後は，モニターの数値だけではなく，患者さんの呼吸を直接観察することが大切です．

4）心電図波形

鎮静薬投与の副作用として不整脈があげられます．特に，心疾患の既往歴がある患者さんでは注意が必要です．

5）患者さんの様子

- 鎮静の深度を確認し，辛そうな表情が見られるときは医師に報告しましょう．
- モニターだけに頼らず，患者さんのお腹に手を当てて，呼吸性変動を確認したり，胸部の動きを目視することも大切です．
- 鎮静薬投与後に脱抑制となり，体動が激しくなることがあります．その場合は応援をよび，安全を確保します．

6）呼気終末期二酸化炭素濃度（$EtCO_2$）（図1）

- SpO_2と比較して，直近の呼吸状態を反映しており，有用性が報告されています．
- 上部消化管内視鏡検査において，CO_2送気を使用している場合は影響を受けることを理解したうえで活用します．

7）準備するもの

酸素投与，口腔内吸引，救急カート（図2）をいつでも使えるようにしておきます．

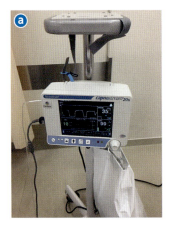 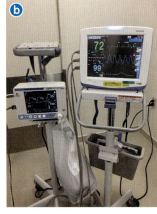

図1　カプノメーター
ⓐカプノメーター，ⓑカプノメーターと基本的なモニター．

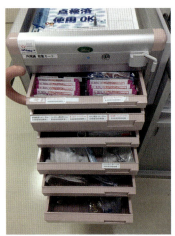

図2　救急カート

3 検査の進捗状況

　　内視鏡医とナースあるいは技師の2名で検査の対応をする施設では，生検などの検査介助も行うため，患者観察だけに徹するわけにはいきません．「患者さん→生体監視装置→内視鏡モニター」といったように，均等に目を配る習慣をつけるとよいでしょう．施設ごとに介助者の立ち位置は異なりますが，ナースは，患者さんの表情が見やすい位置にいることが大切です（第1章-⑥を参照）．

4 鎮静薬投与に関する記録

　　バイタルサインや検査・処置内容に加えて，使用した薬剤名・投与時間と量も記録に残します．
　　▶記入内容①：検査中の鎮静度合いや脱抑制，呼吸抑制など患者さんの状態と，それに対するナースの介入．
　　▶記入内容②：薬剤名・投与時間・量．

お役立ちmemo

手術室のように麻酔科医が呼吸・循環管理をしている部署と違い，内視鏡室では，ナースの患者観察がとても重要です．気道確保で下顎挙上が効果的でない場合は，経鼻エアウェイの挿入が有効です．急変時に備えて，BLS（basic life support：一次救命処置）やACLS（advanced cardiovascular life support：二次救命処置）を積極的に取得することも大切です．

ホメられポイント

鎮静薬は同じ量でも効果に個人差がとても大きいです．検査ごとの投与記録は，次回によりよい検査を提供するために最も大切なものです．検査中の投与量やそれに対する反応だけではなく，検査後に患者さんからもらうフィードバック（記憶の有無や苦痛の有無），リカバリーの様子，帰宅後の嘔気などの有無などをしっかり記録してください．それが次回投与薬剤や分量への貴重な情報になっていくのです． 〈大圃　研〉

文　献

1）橋本逸子：鎮静剤投与時の看護．「消化器内視鏡技師・ナースのバイブル」（田村君英，星野　洋/編），p164，南江堂，2008
2）倉本富美，日山亨：内視鏡看護勉強会の基礎．「技師＆ナースのための消化器内視鏡ガイド 改訂第2版」（田村君英/編），p117，学研メディカル秀潤社，2017
3）樫田博史：偶発症・合併症と処置環境．「消化器内視鏡技師のためのハンドブック 改訂第7版」（日本消化器内視鏡学会消化器内視鏡技師制度委員会/監，松井敏幸，他/編），p173，医学図書出版，2016
4）稲葉知己，他：前処置・前投薬・Sedation．「消化器内視鏡ハンドブック 改訂第2版」（日本消化器内視鏡学会/監，日本消化器内視鏡学会卒後教育委員会/編），pp66-74，日本メディカルセンター，2017

〈青木亜由美〉

第3章 内視鏡ケアのポイント 〜これで自信がもてる！〜

④鎮静薬投与時のケア

3 覚醒の確認

これで帰して大丈夫？

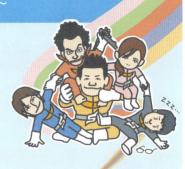

Case

リカバリー室で…

患者：もう帰れそうだよ．
ナース：目は覚めましたか？ 立ってみましょう．
患者：なんとなく変な気もするけど，十分休んだから大丈夫だよ．
ナース：大丈夫ですか？ もう少し休みませんか？
患者：もう，いいよ．早く帰りたいよ．
　（歩き出した途端につまずき，転倒）…イタタタ．
ナース：大丈夫ですか！？（やっぱり休んでもらえばよかったな…）

　患者さんをこのまま帰して大丈夫かな？と不安になる場面は誰でも経験があると思います．検査後の患者観察もナースの重要な役割です．薬剤の作用時間はあくまで目安であり，覚醒するまでの時間には個人差があります．特に高齢者では，鎮静が遷延する傾向にあり，注意が必要です．ここでは，安静中の患者ケアについてまとめます．

1 リカバリー室の配置

　業務分担をして担当ナースを決めておきます．しかし，マンパワーには限りがあり，実際にはリカバリー室に専属の担当者をおけないこともあります．その場合でも，患者さんを常に観察できるようにリカバリー室の配置や生体モニターの設置など検討が必要です．

2 覚醒の評価

　ナース個々の感覚に頼らず，施設で統一した指標に基づいて，帰宅基準を明確にしておく必要があります．さまざまな覚醒の評価ツールがありますが，ここでは2つスコアをあげます（表1，2）．

表1　麻酔覚醒スコア

	分類	観察項目	スコア（点）
1	意識レベルの回復	①呼びかけに対して，はっきりと答えることができる	2
		②呼びかけに応じて目覚めるが，覚醒を維持できない	1
		③呼びかけに対しても，いずれの反応もみられない	0
2	運動機能の回復	①手足を自由に動かせ，ふらつきなく歩ける	2
		②手足を自由に動かせるが，範囲に制限がある	1
		③手足を自由に動かせることができない	0
3	呼吸状態の安定	①深呼吸や咳が自由にできる	2
		②呼吸困難や頻呼吸が見られる	1
		③無呼吸状態が見られる	0
4	循環動態の安定	①収縮期血圧＞100 mmHg以上または麻酔前値まで回復	2
		②収縮期血圧：麻酔前値より＜50％以内の減少	1
		③収縮期血圧：麻酔前値より＞50％以上の減少	0
5	動脈血酸素飽和度の安定	①酸素なしの状態で，SPO_2＞92％を満たしている	2
		②SPO_2＞90％を維持するために，酸素投与が必要	1
		③酸素投与しても，SPO_2＜92％までしか回復しない	0

10点満点で完全回復と判断します．
（文献1より引用）

表2　Aldreteスコアリング

	活動性	点数
動作能力	四肢全て	2
	いずれかの二肢	1
	なし	0
呼吸	深呼吸と外装反射可能	2
	呼吸促成または浅く制限された呼吸	1
	無呼吸	0
循環	術前血圧と比較して	
	血圧±20 mmHgの範囲内の変動	2
	血圧±20〜50 mmHgの変動	1
	血圧±50 mmHg以上の変動	0
意識状態	完全覚醒状態	2
	呼びかけに対して反応可能	1
	無反応	0
皮膚色調	正常	2
	青白い，悪い感じの色	1
	チアノーゼ	0

10点満点ですが，9点以上で帰宅可能と判断します．

3 検査後の注意点

以下の3点に留意しましょう．
①鎮静薬投与による順行性健忘から，後になって，説明した内容を忘れてしまうことがあるため，注意事項は必ず書面で渡しましょう．
②ベンゾジアゼピン受容体拮抗薬のフルマゼニル（アネキセート®）を投与したときは，ベンゾジアゼピン系薬剤よりも半減期が短いことから，再鎮静に十分注意が必要です．患者さんには帰宅途中で眠気が起きる可能性があることを伝えておきます．
③検査当日の車両（自動車，バイク，自転車など）の運転や飲酒は中止するように説明します．

4 高齢者への対応

高齢者では，鎮静が遷延する傾向があります．歩行が不安定であるなど1人で帰宅させることが難しい場合，家族や知人に迎えに来てもらうことも検討します．そのため，事前に帰宅時の交通手段や付き添いの方の有無，緊急連絡先を確認しておきます．

お役立ちmemo

帰宅基準を統一しても，そのスコアから逸脱するケースは発生します．長時間休んでも血圧が上がらないような患者さんに対しては，ふらつかないことを確認したうえで，その場で足踏みを促します．筋ポンプの働きにより，血圧が上昇することもあるからです．十分休んだうえでなら，刺激を与えて身体の覚醒を促してみるのもよいでしょう．

また，歩行状態に不安が残るようなとき，筆者は患者さんと一緒にリカバリー室を歩いてみたりします．スコアの項目以外でも，覚醒の評価を行ったら記録に残しましょう．

どうしても判断に迷うときは1人で判断せずに，先輩ナースや医師に相談してみましょう．

ホメられポイント

鎮静薬の効き方，回復のしかたは，そのときによっても違ってきます．どんなにスコア化しても，やはり一番安心なのは，付き添いの方がいてくれることであり，問診の時点で，年齢や過去の検査後の様子，足が不自由などの情報をしっかりとりましょう．そして少しでもリスクが懸念された場合，付き添いの同伴またはすぐ来院できる方を確保しておくなどの指導が当日慌てないための転ばぬ先の杖です．

〈大圃　研〉

文　献

1）「内視鏡看護記録実践ガイド」（日本消化器内視鏡技師会／編），2013
2）橋本逸子：鎮静剤投与時の看護．「消化器内視鏡技師・ナースのバイブル」（田村君英，星野 洋／編），pp164-166，南江堂，2008
3）稲葉知己，他：前処置・前投薬・Sedation．「消化器内視鏡ハンドブック 改訂第2版」（日本消化器内視鏡学会／監，日本消化器内視鏡学会卒後教育委員会／編），pp66-74，日本メディカルセンター，2017

4）橋本逸子：セデーションを行った検査・治療のケア．「消化器内視鏡看護 基礎と実践知」（日本消化器内視鏡技師会内視鏡看護委員会/監, 著），pp97-99, 日総研出版，2012
5）堀内 朗：麻酔薬．「消化器内視鏡技師のためのハンドブック 改訂第7版」（日本消化器内視鏡学会消化器内視鏡技師制度委員会/監, 松井敏幸, 他/編），pp55-58, 医学図書出版，2016

〈青木亜由美〉

第3章 内視鏡ケアのポイント 〜これで自信がもてる！〜

⑤処置・治療

1 外回りナースの役割

患者さんの家族のケアも忘れずに

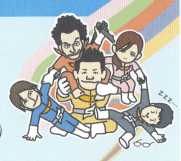

Case

ESD中のひとコマ

医師：うーん，難しいな…出血も多くて進まないよ．

ナース：（イライラしてるみたい…あとどのくらいかかるんだろう？ この雰囲気じゃ聞けないな）

医師：….

リーダーナース：この患者さんの家族がまだですか？ って聞きにきたけど，どう？

ナース：そうなんですか〜（汗）．でも，そんなこと聞ける雰囲気じゃなくて…（ヒソヒソ）．

医師：….

ナース：（こんな雰囲気でも，うまく入っていくにはどうしたらいいの？）

処置や治療内視鏡は，患者さんの全身状態が不安定だったり，長時間に及んだりするため，通常検査と比較して，医師や患者さんの負担も大きくなります．そのため，ナースが患者さんを心配して待つ家族や付き添いの方のケアも心がけて，気配り上手をめざしましょう．

1 処置・治療前

1）検査室の準備

- 他のスタッフがデバイスや周辺機器を準備したら，何が準備されているのかを把握しておくことは必要です．処置や治療が進むなかで突然デバイスを要求されても，慌てずに対応できます．
- 投与する薬剤を事前に医師に確認して準備します．
- 上部消化管検査の場合は，口腔内吸引のための物品，唾液や吐物による汚染防止のための防水シーツ（図1）なども準備します．
- 下部消化管検査の場合は，排泄物による汚染防止のための防水シーツを通常検査より多めに準備します（図2）．また，処置や治療が長引くことによって，迷走神経反射を起こし，嘔吐する患者さんもいるため，ガーグルベイスンなども準備しておきます．
- 特に，緊急検査では急変に備えて，救急カートの準備もしておきます（第3章-④-2を参照）．

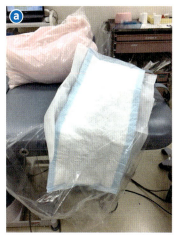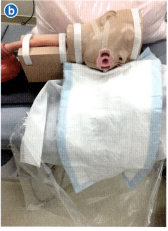

図1　上部消化管検査のときの準備
防水シーツや大きめのビニール袋などを使って，吐物の飛散を予防します．

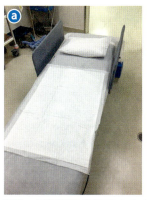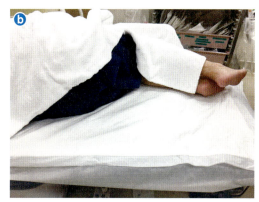

図2　下部消化管検査のときの準備
防水シーツを使って，排便や血液による汚染の拡大を予防します．

2 処置・治療中

1) 患者観察

第3章-④-2，第3章-⑤-2「観察のポイント」を参照してください．

2) 体温調整・除圧

- 長時間の鎮静，出血や発汗などの要因から，患者さんは体温調整ができずに，四肢が冷たくなっていることがあります．検査室内の室温調整や保温を心がけましょう．
- 長時間の同一体位による**スキントラブル予防のため，体位変換や圧抜き**（圧迫される部位に手を入れて一時的に体を浮かせる）が効果的です．処置や治療中に体を動かすことは難しいため，レンズの掃除などスコープを抜去したタイミングで，医師に声をかけてから除圧を行います．

3）記録・タイムキーパー

- 記録には，**薬剤投与時間・量**，**患者さんの状態や看護行為**を必ず残します．記録の内容は通常検査より増えるため，専用の記録用紙やツールがあるとよいでしょう．
- ESDのような治療内視鏡では，事前に予定時間を医師に確認しておきます．処置前にタイムアウトを実施すると，共有しやすくなります（第3章-①-3を参照）．そして予定時間を超えたら伝えましょう．医師たちが内視鏡手技に夢中になっていると声をかけにくいものですが，「大変ななかすみませんが…」と医師の気持ちを汲み取りながら報告します．患者さんの負担も考え，タイムマネジメントも大切です．

4）家族のケア

- 処置や治療が長時間に及んだ場合，患者さんの家族や付き添いの方が，医師から治療の進行状況などについて説明を受けられるように調整してみましょう．そのためには，入室時に家族や付き添いの方の有無，待機場所を把握しておくことが重要です．

5）直接介助者のサポート

直接介助者は，術者の内視鏡手技が滞りなく進むように介助するため，術者同様に内視鏡画面に集中しています．そのため，局注液が不足したら作成したり，デバイスの掃除をしたり，痒いところに手が届くようなサポートをしてみましょう．

3 処置・治療後

1）退室準備

患者さんが覚醒している場合は，まずはねぎらいの言葉をかけましょう．寝衣の乱れを整えたり，持参品を確認したり，退室に備えて準備をします．搬送手段は医師に確認しますが，基本的にストレッチャー搬送が安全です．

2）記録の整理・申し送り・コスト処理

- 上部消化管出血の場合は胃内に残った血液がタール便となり，また下部消化管出血の場合は腸管内に残った血液が血便として排泄されるなど，病室でのケアに役立つ情報を添えると病棟ナースにも喜ばれ，継続看護につながります．第3章-①-2も合わせて確認してください．
- 片付けの際は，使用したデバイスや薬剤を整理し，コスト漏れに気を付けます．

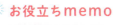

お役立ちmemo

処置や治療内視鏡を通して，医師の考えを教わったり，何か経験をしたら，仲間のナースに話してみましょう．経験を共有することで，それが経験値を増やすチャンスになります．医師の癖など細かいことでも知りたいと他のスタッフも思っているものです．

ホメられポイント

治療の流れを理解してくると，お迎えや次の処置の患者さんをよぶタイミングがつかめてきます．処置件数の多いときには医師から指示が出る前に，「お迎えよびますか？」「次の患者さん降ろしますか？」と声かけしてもらえると，不必要な待機時間なく業務が進みます．患者さん1人あたりに対する待ち時間が5分くらいといっても，10人治療をすれば50分で大きな違いです．一歩先を読んで動きましょう．　　　〈大圃　研〉

文　献

1）玉置道生，堀内 朗：内視鏡的止血術．「技師＆ナースのための消化器内視鏡ガイド 改訂第2版」（田村君英/編），pp224-230，学研メディカル秀潤社，2017
2）「消化器内視鏡技師・ナースのバイブル」（田村君英，星野 洋/編），南江堂，2008

〈青木亜由美〉

第3章 内視鏡ケアのポイント 〜これで自信がもてる！〜

⑤処置・治療

2 観察のポイント

患者もドクターも観察するべし！

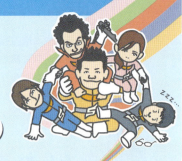

Case

緊急内視鏡検査にて

医師：胃潰瘍だ，結構出血しているな．○○さん，出血しているところがわかったから治療しますね．

ナース：○○さん，頑張ってくださいね．

医師：反応ある？ ○○さん！

ナース：え？！ ○○さん！ ○○さん！ わかりますか？

〜〜〜生体監視装置のアラームが鳴る〜〜〜

医師：内視鏡抜くぞ．補液全開にして！ バイタルは？…

ナース：（バイタルチェックはしてたけど，意識消失は気づかなかった．緊急検査って怖いよ〜）

処置や治療内視鏡において，術者と直接介助者は内視鏡手技に夢中で周りが見えなくなってしまう傾向があるため，ナースは一歩引いて広い視野ももつことが必要です．内視鏡の新人ナースにはハードルが高いと感じるかもしれませんが，ポイントを押さえて取り組んでみましょう．ここでは，先輩ナースの観察の視点を解説します．

1 処置・治療前の情報収集

1）医師・介助者からも情報を

処置・治療の目的，患者さんの症状や状態を事前に情報収集します．カルテから情報を収集したうえで，医師や介助者と情報を共有しましょう．カルテにはない情報をもらえることがあります．通常検査と異なり，高周波装置を使用することから，インプラント（ペースメーカーやステントなど）の有無の把握，貴金属類（ピアス，時計，ヘアピンなど）の除去を忘れずに行います．

2）意識レベルの確認

出血が疑われる患者さんは，意識レベルが低い状態で内視鏡検査を受けることもあります．患者さんが到着したら，意識レベルなどを確認しておきましょう．

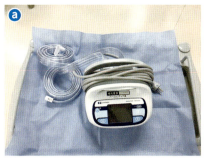
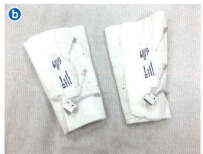
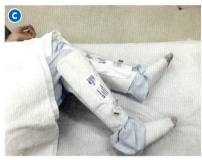

図1　間欠的空気圧迫法
ⓐフットポンプ本体，ⓑフットカフ（下腿用），ⓒフットカフを足に巻きつけ，本体とフットカフを接続する．

3）皮膚の状態の確認

　皮膚の状態（内出血痕や発疹，発赤など）なども確認する必要があります．ESDは，DVT（deep venous thrombosis：深部静脈血栓症）予防として，弾性ストッキングの着用や間欠的空気圧迫法（図1）の対応が必要となることもあります．自施設の運用を確認しておくことをオススメします．ソフトナース（図2）など施設にある床ずれ防止マットレスも活用しましょう．

2 処置・治療中の観察

1）バイタルサイン

　緊急検査でも，患者さんの状態が安定しているときは鎮静薬を使用することがあります．鎮静薬による影響から，バイタルサインが変動することを念頭において観察します（第3章-④-2を参照）．
　治療内視鏡では，長時間に及ぶことによって鎮静薬の投与量が増え，偶発症などのリスクも上がります．
　特にバイタルサインが変動したときは，声に出して医師に報告しましょう．他稿でも述べてきましたが，医師は内視鏡モニターに夢中で，患者さんも生体監視モニターも見ていません．ピーンと張り詰めた空気のなかで声を上げることは勇気がいりますが，患者さんが置き去りにされないためにも，ナースにとって大切な役割です．

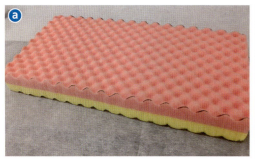
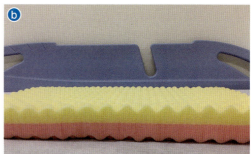

図2　ソフトナース

お役立ちmemo

緊急検査にまつわる経験談です．大腸憩室出血により内視鏡検査を受けた患者さんがストレッチャーで検査室を出た後に，便意を催し，再度血圧低下しました．ナースが「再出血している！」と，血圧を医師に報告しました．しかし医師の判断は，再出血ではなくて，迷走神経反射．その患者さんは徐脈だったのです．血圧低下と止血術後という背景に気をとられて，早とちりしてしまうこともあります…．総合的にアセスメントすることの大切さ，報告方法を学んだ経験でした．

2）患者の意識レベル

　緊急検査では，もともと患者さんの意識レベルが低いことがあります．鎮静薬を投与していない場合は，励ますなどして患者さんに声をかけ，定期的に意識レベルを確認します．出血性ショックから意識レベルが低下する可能性があることを知っておきましょう．

　治療内視鏡では，継続的に鎮静深度を確認し，覚醒している場合は苦痛な表情が見られるかなども観察して医師に報告し，患者さんの苦痛軽減に努めます．鎮静深度は，スケールを参考にすると安定した評価ができます．ここでは，代表的な鎮静評価スケールをあげます（表1，2）．

3）皮膚状態

　特に，上部消化管検査では，同一体位により，左側上肢が循環障害を起こすため，冷感のチェックをしましょう．

　また，出血性ショックや迷走神経反射を起こすと冷汗が出ます．しかし検査室内は照明を落としていることから，観察だけでは冷汗に気づけません．患者さんに直接触れてみましょう．

4）医師の言動や表情

　処置・治療に難渋すると，医師の表情や言葉が厳しくなり，検査室の雰囲気も張り詰めることがあります．ナースは患者さんの観察をしたり，記録をしたり…さまざまな役割をして，内視鏡モニターに集中できないために，なぜ長期化しているのか状況が理解できないこともあります．そのようなときは，医師の言葉に耳をすませて，状況を把握します．または，周囲の医師に状況を確認してみるのもよいでしょう．

表1 RASS (Richmond agitation-sedation scale)

ステップ1	30秒,患者を観察する.これ(視診のみ)によりスコア0〜+4を判定する
ステップ2	①大声で名前を呼ぶか,開眼するようにいう
	②10秒以上アイ・コンタクトができなければくり返す.以上2項目(呼びかけ刺激)によりスコア-1〜-3を判定する
	③動きがみられなければ,肩を揺するか,胸骨を摩擦する.これ(身体刺激)により-4,-5を判定する

スコア	用語	説明	
+4	闘争的な	明らかに好戦的な,闘争的な,スタッフに対する差し迫った危険	
+3	非常に興奮した	チューブ類またはカテーテル類を自己抜去:攻撃的な	
+2	興奮した	頻繁な非意識的な運動,人工呼吸器ファイティング	
+1	落ちつきのない	不安で絶えずそわそわしている,しかし動きは攻撃的でも活発でもない	
0	意識清明な,落ちついている		
-1	傾眠状態	完全に清明ではないが,呼びかけに10秒以上の開眼およびアイ・コンタクトで応答する	呼びかけ刺激
-2	軽い鎮静状態	呼びかけに10秒未満のアイ・コンタクトで応答	呼びかけ刺激
-3	中等度鎮静状態	呼びかけに動きまたは開眼で応答するがアイ・コンタクトなし	呼びかけ刺激
-4	深い鎮静状態	呼びかけに無反応,しかし,身体刺激で動きまたは開眼	身体刺激
-5	昏睡	呼びかけにも身体刺激にも無反応	身体刺激

説明の内容を参考に,鎮静深度を評価します.記録の一例:RASS-3.
(文献1より引用)

表2 Ramsay sedation scale

スコア	鎮静状態
1	不安があり不穏を呈している.あるいは落ち着きがない.または両方.
2	協力的で見当識があり,平穏.
3	指示のみに従う.
4	軽い眉間への刺激,あるいは大きな声に即座に反応.
5	軽い眉間への刺激,あるいは大きな声にゆっくり反応.
6	軽い眉間への刺激,あるいは大きな声に反応せず.

(文献2より引用)

　処置が終了した後に,医師は何に悩み,考えていたのかなどを直接聞いてみると,考えを教えてもらえます.それは,その後に役立つ知識となり,この積み重ねが自分の経験値を増やすことにつながります.

3 処置・治療後

バイタルサイン，症状など患者さんの状態を観察します．処置や治療が長時間に及んだ場合，スキントラブルの有無，退室時の意識レベルを確認します．

> **ホメられポイント**
>
> 　内視鏡を入れてみないと消化管の中は何が起きているかわかりません．患者さんは比較的ケロッとしていても静脈瘤などからドクドク出血していることもあり，覆布などを軽めに用意していると，とても対応しきれず術中に大吐血をして術者や周囲まで血の海になる場合もあります．そうなると処置そのものも難渋してしまいます．軽症に見えるからと準備もそこそこに検査をせず，緊急検査には最悪の事態も念頭におき用意周到，万全の態勢でのぞみましょう．　　　　　　　　　　　　　　　〈大圃　研〉

文　献

1) 布宮 伸：より良い鎮静管理を目指して看護師が出来ること．月刊ナーシング，32（7），p92-97，2012
2) 卯野木 健，ほか：成人ICU患者においてはどの鎮静スケールが有用か？―文献を用いた4つの鎮静スケールの比較―．日集中医誌，15（2），p179-188，2008
3) 田辺 聡：緊急内視鏡検査．「消化器内視鏡技師のためのハンドブック 改訂第7版」（日本消化器内視鏡学会消化器内視鏡技師制度委員会/監，松井敏幸，他/編），pp207-210，医学図書出版，2016

〈青木亜由美〉

第3章 内視鏡ケアのポイント ～これで自信がもてる！～

6 内視鏡ナースの心得

鍛えよう！内視鏡の第六感

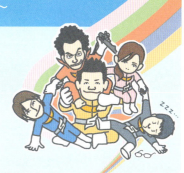

Case

検査を一生懸命介助したけれど…

医師：ブスコパン®入れて，早く色素ちょうだい．
ナース：はい．
医師：鎮静薬も足してよ．
ナース：はい！
～～～検査終了後～～～
医師：あぁ～，なんだかうまくいかなかったな．
ナース：…．（私のせい？ 一生懸命やったのに，そんなこといわれたら凹むな～）

内視鏡に配属されたばかりの頃は，多くの機器や未知の介助技術に翻弄されてしまいがちです．内視鏡に従事する者として，内視鏡の専門知識や技術は欠かせません．しかし，それ以外にも大事なものがあることを知っていますか？ ここでは，ナースに必要な心得を伝授しましょう．

1 ナースとしての観察力・経験知

内視鏡新米ナースは，ナースの経験知がリセットされてしまう人もいます．しかし，これまで培ってきた五感で異変を感じとる力は誰もがもっています．それを忘れないでいることで，何かおかしいぞ…という，内視鏡の第六感が冴えます．自分自身の経験知を大切にして，内視鏡の世界に浸ってみましょう．

2 コミュニケーション能力

内視鏡室では患者さんとは一期一会です．その日に会った患者さんに合わせてケアを行う必要があるため，高いコミュニケーション能力が求められます．検査の早い回転に流されそうになりますが，ナースとして患者さんと向き合うことを忘れずにいましょう．

また，内視鏡検査は常に医師とナースあるいは技師がペアで行います．医療者とはいえ人

間ですから，気が合う・合わないがあるのは当たり前です．しかし，医師とのコミュニケーションも大切にして，患者さんのために最善の検査・ケアを行いましょう．ふとしたタイミングで，苦手な医師と波長が合い，良好な関係が築けることがあるものです．

お役立ちmemo

内視鏡業務に慣れるまでは，検査中，医師とペースが合わない，介助がうまくできない…なんて経験をします．そんなとき，つい「すみません」や「あっ！」といってしまいたくなりますが，検査中はぐっと我慢です．患者さんに聞こえてしまうと，ミスをされたのか？と不安を煽ることがあるからです．反省や振り返りは，患者さんのいないところで行いましょう．

3 好奇心

医師のやることにも興味をもってみると，医師の考えがわかり，検査において医師とシンクロするようになります．このシンクロ体験が，消化器内視鏡スペシャリストへの第一歩になります．ぜひ，医師に，「あのとき，どうしてこうしたの？」「何がよかったの？ダメだったの？」と，たくさん質問してみてください．新しい発見があります．

ホメられポイント

内視鏡診療の一寸先は闇です．はじまってから慌てても現場で調べる時間はありません．事前の情報収集からイメトレ（状況の想定），それに必要な調べものをしておくこと，に尽きます．転ばぬ先の杖，それが心得ではないでしょうか． 〈大圃　研〉

〈青木亜由美〉

コラム 目指せ！達人ナース　〜ナースの品格〜

「内視鏡に看護は必要か？」時々、こんな質問を耳にします。私の答えはもちろん、「必要」です。

ナースが内視鏡に興味をもつきっかけは、「医師に合わせて介助がうまくできた！」といった経験の積み重ねではないでしょうか。そして、ナースはいつしか「技術屋さん、職人さん」となり、医師と自分自身の考えがシンクロすることが楽しくなります。さらには、医師の内視鏡手技に対して、不満やダメ出しをするようにまでなることもあります。内視鏡手技に興味をもち、そこまで追求できたことは、ある意味素晴らしいことです。これは達人ナースとなるために、必要なプロセスかもしれません。

しかし、達人へ成長するには、医師の操作がおかしいと思っても、ダメ出しではなく、「先生、こうしませんか？」「これはどうですか？」と提案するくらいのゆとりをみせるなど…1, 2歩先がわかっていても、振る舞いは控えめに、あくまで裏方に徹することをオススメします。なんだか昭和初期の嫁にでもなった気分ですが（笑）、そんな姿勢が、自然と周囲からの信頼を得ていくのです。

また、技術屋さんとなったナースは、医師と患者さんのどちらに注目しているでしょうか…？例えば、内視鏡画面に集中するあまり、患者さんに不必要な露出をさせていませんか？その患者さんにとって、より安楽な体位を考えられていますか？ここで改めて考えて欲しいことは患者さんを看護することです。

私の考える内視鏡の達人ナースとは、医師が最高の内視鏡手技ができるように配慮しながら、検査前から検査後を通じて、患者さんをケアできる人だと思うのです。患者さんのケアをして、記録して、検査介助もして…千手観音のような手でもなければやっていられない仕事量ですね。しかし、それだけナースは内視鏡において、欠かせない存在なのだと思います。

一つひとつの経験を大切に、ナースとして内視鏡を極めてみませんか？

（青木亜由美）

 激しく同意！(^^)！

医師からするととてもありがたいお言葉です。内視鏡診療は従事者みんなでつくり上げる作品です。だれが欠けても成り立ちません。常に思いやりの気持ちをお互いがもつことが患者さんのためにつながるでしょう。

（大圃　研）

索引 index

数字・欧文

A〜E

AIM 77
Aldrete スコアリング 257
APC 82, 88
AS法 126
AVA 67
avascular area 67
BLI 19
BML 152
CA法 127
DVT 265
EBD 148
EBS 148
EGJ 23
EIS 121
EMR 90, 97
ENBD 148, 161
endoscopic biliary drainage 148
endoscopic biliary stenting 148
endoscopic mucosal resection 90
endoscopic naso-biliary drainage 148
endoscopic naso-gallbladder drainage 148
endoscopic naso-pancreatic drainage 148
endoscopic pancreatic sphincterotomy 148
endoscopic pancreatic stenting 148
endoscopic papillary balloon dilation 148
endoscopic papillary large-balloon dilation 148
endoscopic papillectomy 148
endoscopic retrograde cholangio-pancreatography 142, 148
endoscopic sphincterotomy 148
endoscopic submucosal dissection 107
endoscopic ultrasound 164
endoscopic ultrasound-guided fine needle aspilation 164
ENGBD 147, 148, 161
ENPD 148, 161
EO法 126
EP 148
EPBD 148, 150
EPLBD 148
EPS 148
EPST 148
ERCP 142, 148
ESD 107
esophagogastric junction 23
EST 148, 149
EUS 164
EUS-FNA 164
EVL 121, 123

H〜N

HSE 81
ingrowth 133
introducer変法 188
introducer法 188
MS 156
NBI 19
NBI拡大観察 55
NBI非拡大観察 55
negative biopsy 72

O〜R

OTW 133
over the wire 133
Oリング 123
PEG 186
percutaneous endoscopic gastrostomy 186
pit pattern 54
PS 156
PTGBD 161
pull/push法 188
RAC 51

S〜W

SBAR 206
SCJ 23
SPO$_2$ 203
squamocolumnar junction 23
S状結腸 26
through-the-scope 133
TTS 133

INDEX

和文

あ行

V字鉗子	172
W字鉗子	172
アーム	83
アキシャルフォース	139
圧迫	248
アルゴンプラズマ凝固	88
意識レベル	266
胃静脈瘤	129
胃切除後	213
胃体部	24
糸付きクリップ	117
医療安全	208
入れ歯	220
胃瘻	186
インジゴカルミン	54, 215, 231
陰性生検	72
咽頭麻酔	35
腋窩	248
腋窩枕	249
エフェクト	198
円柱上皮	24, 27
エンドカット	192
横行結腸	26
オート	58
オーバー・ザ・ワイヤー	133
オーバーチューブ法	169
汚染防止	260

か行

回収デバイス	171
回収ネット・バスケット鉗子	172
回腸	25
ガイドワイヤー	145
回盲弁	26
覚醒	256
拡大内視鏡	54
下行結腸	26
下行部	25
ガスコン®ドロップ	77
画像記録装置	19
家族	262
カバードタイプ	134
下部消化管検査	228
下部消化管内視鏡検査	52
カプセル内視鏡	174
カフ法	169
画面モニター	18
肝外胆管	28
間欠的空気圧迫法	265
観察	252
鉗子起上台	13
浣腸	38
肝内胆管	28
肝門部胆管	28
肝彎曲	26
機械的砕石具	152
義歯	220
キセノンランプ	19
吸引	17
球部	25
仰臥位	218
凝固	191
凝固層	198
胸部食道	22
局注	94, 97
記録	262
キンク	61
筋層	23, 113
巾着法	105
空腸	25
偶発症	175, 231
クリスタルバイオレット	54
クリップ	84
クリニカルパス	206
黒フード	67
継続看護	262
経皮経肝胆嚢ドレナージ	161
経鼻チューブ	161
経皮的動脈血酸素飽和度	203
経皮内視鏡的胃瘻造設術	186
頸部食道	22
下血	79
血圧	203
血管	112
結石	152
結腸	26
血便	79
下ヒューストン弁（第Ⅰヒューストン弁）	27
検査食	228
検査前	212
抗血栓薬	212, 215, 230, 232
光源装置	19
高周波装置	191
高周波ナイフ	107

高水準消毒 … 41	絨毛 … 26	スルー・ザ・スコープ … 133
後壁 … 24	主膵管 … 28	生検 … 53, 71
声かけ … 224, 238	出血 … 95, 111	生理的狭窄部 … 23
誤嚥 … 220	主乳頭 … 28	切開 … 191
コールドスネアポリペクトミー … 92	除圧 … 261	接続部 … 16
コールドフォーセプスポリペクトミー … 92	消化のよい食事 … 229	穿孔 … 96, 111
個人防護具 … 40	上行結腸 … 26	染色法 … 54
コミュニケーション … 238	上行部 … 25	先端部 … 14
ゴム付き鉗子 … 172	上ヒューストン弁（第3ヒューストン弁） … 27	前庭部 … 24
混合法 … 166	上部・下部汎用スコープ … 12	前壁 … 24
コントラスト法 … 54	上部消化管内視鏡検査 … 51	総肝管 … 28
	情報共有 … 210	操作部 … 16
	情報収集 … 264	送水タンク … 16
さ行	小彎 … 24	送水ポンプ … 21
採石術 … 152	ショートニング … 139	総胆管 … 28
採石バスケット … 152	食事 … 35, 214, 230	側孔付きフード … 68
砕石バスケット … 152	食道胃接合部 … 23	側副血行路 … 120
採石バルーン … 154	食道静脈瘤 … 128	測光 … 57
杯細胞 … 27	食道壁 … 23	ソフト凝固 … 88, 193, 199
酢酸 … 77	シングルバルーン … 178	
柵状血管 … 23	身体情報 … 216	**た行**
サチュレーション … 252	膵臓 … 27	体位 … 216
サプリメント … 212, 230	スイフト凝固 … 87	体位変換 … 115, 241
三脚・五脚 … 172	水分摂取 … 213, 229	体温調整 … 261
残存歯 … 220	水平部 … 25	対極板 … 195
シース … 61	スコープチェンジ … 114	大腸カプセル内視鏡 … 174
色素内視鏡 … 75	スコープ内部管路 … 16	タイムアウト … 50, 208
色素内視鏡検査 … 54	ステント … 139	タイムキーパー … 262
自己紹介 … 203	ステント留置術 … 132	大彎 … 24
システムプロセッサー … 18	スネア … 172	多職種 … 210
十二指腸 … 25	スネアリング … 94, 101	立ち位置 … 47
十二指腸スコープ … 12	スプレー凝固 … 87	タッチング … 226
充満法 … 166	スポルティングの分類 … 41	脱落 … 220

ダブルバルーン	178, 179	
胆管	28	
炭酸ガス送気装置	20	
胆道ステント	156	
胆嚢管	28	
中ヒューストン弁（第2ヒューストン弁）	27	
チューブ	162	
超音波内視鏡	12, 164	
超音波内視鏡下穿刺吸引法	164	
調光	59	
直接介助者	262	
直腸	26	
鎮静下	243	
鎮静評価スケール	266	
鎮静薬	214, 232, 248	
通常光非拡大観察	55	
爪	83	
デバイスチェンジ	114	
デリバリーシステム	135	
電圧	198	
点墨	64	
電流密度	192, 196	
動線	45	
透明フード	68	
遠出	231	
特殊光観察	19	
吐血	79	
トライツ靱帯	25	
トラクション	116

な行

内視鏡的異物摘出術 168
内視鏡的逆行性胆管膵管造影法 142, 148
内視鏡的経鼻膵管ドレナージ 148, 161
内視鏡的経鼻胆道ドレナージ 148, 161
内視鏡的経鼻胆嚢ドレナージ 148, 161
内視鏡的膵管口切開術 148
内視鏡的膵管ステント留置術 148
内視鏡的胆道ステント留置術 148
内視鏡的胆道ドレナージ 148
内視鏡的乳頭括約筋切開術 148
内視鏡的乳頭切除術 148
内視鏡的乳頭大口径バルーン拡張術 148
内視鏡的乳頭バルーン拡張術 148
内視鏡的粘膜下層剝離術 107
内視鏡的粘膜切除術 90
内服薬 213, 230
乳頭部 28
入浴 231
粘膜下層 23
粘膜筋板 23
ノンカバードタイプ 134

は行

排ガス 230, 239
バイタルサイン 203, 265
バイポーラ 193
バウヒン弁 26, 53
バッグ法 169
パテンシーカプセル 174
針付き鉗子 72
バルーン拡張 136
バルーン拡張術 132
バルーン内視鏡 174, 175
バルーン法 166
ハレーション 59
半月ひだ 53
反応法 54
ピーク 58
鼻処置 37
左側臥位 216, 241
皮膚 265
皮膚状態 266
標準予防策 40
表情 239
脾彎曲 26
フード法 169
フォース 139
フォースド凝固 87
副膵管 28
副乳頭 28
腹部食道 22
腹部膨満 239
不整な血管や粘膜模様を観察 55
不染領域 54
プラスチックステント 156, 159
噴門 24
平均 58
便秘 228
扁平上皮 23
膨隆効果 112
保温 238
墨汁 64
ポリペクトミー 90
ホルマリン固定 73

ま行

マーキング ……………………………… 64
マウスピース …………………………… 220
麻酔覚醒スコア ………………………… 257
マッサージ ……………………………… 226
マルチベンディングスコープ
 …………………………………………… 115
右側臥位 ………………………………… 242
脈拍 ……………………………………… 203
無血管野 ………………………………… 67
メタリックステント ………………… 156, 157
申し送り ………………………………… 205
盲腸 ……………………………………… 26
モノポーラ ……………………………… 193

ゆ行

幽門 …………………………………… 24, 25
幽門輪 …………………………………… 225
用手圧迫 ………………………………… 245
ヨード ………………………………… 54, 214

ら行

ラジアルフォース ……………………… 139
リカバリー室 …………………………… 256
留置スネア ……………………………… 105
リング糸 ………………………………… 118
レイアウト ……………………………… 46

わ行

鰐口鉗子 ……………………………… 72, 172
彎曲部 …………………………………… 15

■著者プロフィール

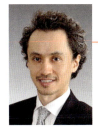

大圃　研 (Ken Ohata)
NTT東日本関東病院　内視鏡部　部長

　1998年日本大学医学部卒業．医局に所属せずに無給・非常勤・独学で内視鏡手技を磨いていた自由人．個人プレイヤーの限界を感じ2007年NTT東日本関東病院へ異動．組員3名からなる大圃組を発足，"派閥に属さない反体制派のようで実はとっても体制派♥"，人たらしっぷりを発揮し病院幹部を懐柔，徐々に勢力を拡大し，現在組員12名を抱え今なお進撃中．

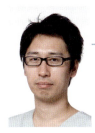

港　洋平 (Yohei Minato)
Karolinska Institute, Department of Clinical Sciences, Danderyd Hospital, Division of Surgery

　2007年鹿児島大学卒業．大圃組で学んだ内視鏡のいろはを海外に普及する野望を携え，2016年よりスウェーデンに赴任．頼まれたら断らないをモットーに，スウェーデン国内のみならずヨーロッパ各国へと奔走し，医師・ナースのトレーニングに積極的に携わる．一方，スウェーデンにて第2子を授かり，海外での育児にも奮闘しているパパさん内視鏡医．

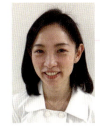

青木亜由美 (Ayumi Aoki)
NTT東日本関東病院　看護部

　1999年川崎市立看護短期大学卒業．昭和大学病院，昭和大学江東豊洲病院で15年間消化器内視鏡看護にハマり，医師たちからも「内視鏡ヲタク」と称される．大圃組長との運命的な出会いにより，2018年から組員（ももレンジャー）として登録．さらなるヲタクを目指し修行中．

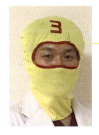

佐藤貴幸 (Takayuki Satoh)
士別市立病院　内視鏡技術科長

　2000年　北海道美唄聖華高等学校看護専攻科卒業．同年4月より士別市立病院就職．
　2009年に大圃研先生と出会い，大圃組への入隊志願．北海道で地域医療を行いながらも先端医療を提供すべく奮闘中．全国各地の内視鏡医とコンビを組み，海外の内視鏡ライブにも年数回ほど招聘されている．
　ちょっとマニアックな仕事ぶりと，よく食べる・よく飲む（お酒大好き）・走る（ハーフマラソン）・滑る（スキー準指導員）・挙げる（現役重量挙げ選手）のストイックな生活を満喫中．

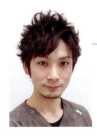

志賀拓也 (Takuya Shiga)
NTT東日本関東病院　内視鏡部

　2007年東海大学開発工学部卒業．当時，臨床工学技士では珍しい内視鏡専任者として，新卒時代より"内視鏡一筋"を貫く飛び上がり者．内視鏡介助のみならず娘の介助にも定評がある．「工学生まれ内視鏡育ち」の独特な視点から，2016年より大圃組の一員として勇往邁進中！

大おおはた圃流りゅう 消しょう化か器き内ない視し鏡きょうの介かい助じょ・ケア

2018年5月15日　第1刷発行
2023年4月10日　第4刷発行

執　筆　　大おおはた圃　研けん，港みなと　洋よう平へい，青あお木き亜あ由ゆ美み，
　　　　　佐さ藤とうたか貴ゆき幸，志し賀が拓たく也や

発行人　　一戸裕子
発行所　　株式会社羊土社
　　　　　〒101-0052
　　　　　東京都千代田区神田小川町2-5-1
　　　　　TEL　　03（5282）1211
　　　　　FAX　　03（5282）1212
　　　　　E-mail　eigyo@yodosha.co.jp
　　　　　URL　　www.yodosha.co.jp/

ⓒ YODOSHA CO., LTD. 2018
Printed in Japan

ブックデザイン　羊土社編集部デザイン室
印刷所　　三報社印刷株式会社

ISBN 978-4-7581-1065-5

本書に掲載する著作物の複製権，上映権，譲渡権，公衆送信権（送信可能化権を含む）は（株）羊土社が保有します．
本書を無断で複製する行為（コピー，スキャン，デジタルデータ化など）は，著作権法上での限られた例外（「私的使用のための複製」など）を除き禁じられています．研究活動，診療を含み業務上使用する目的で上記の行為を行うことは大学，病院，企業などにおける内部的な利用であっても，私的使用には該当せず，違法です．また私的使用のためであっても，代行業者等の第三者に依頼して上記の行為を行うことは違法となります．

JCOPY　＜（社）出版者著作権管理機構　委託出版物＞
本書の無断複写は著作権法上での例外を除き禁じられています．複写される場合は，そのつど事前に，（社）出版者著作権管理機構（TEL 03-5244-5088, FAX 03-5244-5089, e-mail：info@jcopy.or.jp）の許諾を得てください．

乱丁，落丁，印刷の不具合はお取り替えいたします．小社までご連絡ください．

羊土社のオススメ書籍

チーム医療につなげる！IBD診療ビジュアルテキスト

日比紀文／監
横山　薫，ほか／編

IBD診療に携わるメディカルスタッフ・医師は必読の学会推薦テキスト！IBDの基礎知識や、外科・内科治療はもちろん、みんなが悩む食事・栄養療法、女性や小児の診方とサポートまで、豊富な図表でやさしく解説！

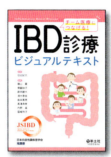

- 定価 4,400円（本体 4,000円＋税10%）　■ B5判
- 287頁　■ ISBN 978-4-7581-1063-1

看護学生・若手看護師のための 急変させない患者観察テクニック
小さな変化を見逃さない！
できる看護師のみかた・考え方

池上敬一／著

「急変して予期せぬ心停止！」とならないために，できる看護師が行う「急変の芽を摘み取る方法」を"14枚の知識カード"にまとめて解説！本書をマスターすれば，できる看護師の思考パターンで動けます！

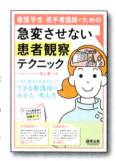

- 定価 2,970円（本体 2,700円＋税10%）　■ B5判
- 237頁　■ ISBN 978-4-7581-0971-0

必ずうまくいく！PICC
末梢挿入型中心静脈カテーテルの挿入テクニックから管理まで

徳嶺譲芳／監，金井理一郎／編
一般社団法人医療安全全国共同行動／協力

超音波ガイド下でPICCを確実に挿入するコツや手技のトレーニング方法、合併症予防の知識をわかりやすく解説。初心者はもちろん、PICCを臨床でもっと活用したい医師・看護師にオススメです。web動画つき。

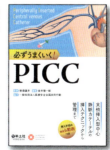

- 定価 4,180円（本体 3,800円＋税10%）　■ B5判
- 133頁　■ ISBN 978-4-7581-1818-7

やさしくわかるECMOの基本
患者に優しい心臓ECMO、呼吸ECMO、E-CPRの考え方教えます！

氏家良人／監
小倉崇以，青景聡之／著

難しく思われがちなECMO管理を、親しみやすい対話形式で基礎からやさしく解説。「患者に優しい管理」が考え方から身につきます。これからECMOを学びはじめたい医師やメディカルスタッフにおすすめの一冊！

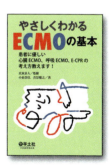

- 定価 4,620円（本体 4,200円＋税10%）　■ A5判
- 200頁　■ ISBN 978-4-7581-1823-1

発行　羊土社 YODOSHA
〒101-0052　東京都千代田区神田小川町2-5-1　TEL 03(5282)1211　FAX 03(5282)1212
E-mail：eigyo@yodosha.co.jp
URL：www.yodosha.co.jp/

ご注文は最寄りの書店、または小社営業部まで

羊土社のオススメ書籍

キャラ勉！抗菌薬データ

黒山政一，小原美江，村木優一／著

52の抗菌薬をすべてキャラクター化！系統ごとに住む世界・職業をキャラ設定しているため、抗菌薬の特徴や使い方を直感的に記憶できます。抗菌薬に苦手意識をもつすべての医療従事者におすすめです！

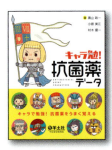

■ 定価 2,640円（本体 2,400円＋税10%）　■ A5変型判
■ 205頁　　ISBN 978-4-7581-1816-3

こんなにも面白い医学の世界
からだのトリビア教えます

中尾篤典／著

マリンスポーツと納豆アレルギーの意外な関係性とは？秀吉の兵糧攻めにはある疾患が隠されていた！？など、身近に潜む医学の雑学「トリビア」満載の1冊。へぇーそうだったんだ！と思わず誰かに教えたくなること必至！

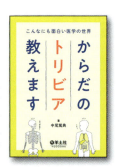

■ 定価 1,100円（本体 1,000円＋税10%）　■ A5判
■ 88頁　　ISBN 978-4-7581-1824-8

ぜんぶ絵で見る 医療統計
身につく！ 研究手法と分析力

比江島欣慎／著

まるで「図鑑」な楽しい紙面と「理解」優先の端的な説明で、医学・看護研究に必要な統計思考が"見る見る"わかる．臨床研究はガチャを回すがごとし…？！統計嫌い克服はガチャのイラストが目印の本書におまかせ！

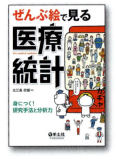

■ 定価 2,860円（本体 2,600円＋税10%）　■ A5判
■ 178頁　　ISBN 978-4-7581-1807-1

楽しくわかる栄養学

中村丁次／著

「どうしてバランスのよい食事が大切なのか」「そもそも栄養とは何か」という栄養学の基本から、栄養アセスメント、経腸栄養など医療の現場で役立つ知識まで学べます．栄養の世界を知る第一歩として最適の教科書

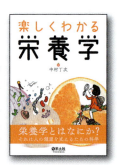

■ 定価 2,860円（本体 2,600円＋税10%）　■ B5判
■ 215頁　　ISBN 978-4-7581-0899-7

発行　羊土社 YODOSHA　〒101-0052　東京都千代田区神田小川町2-5-1　TEL 03(5282)1211　FAX 03(5282)1212
E-mail：eigyo@yodosha.co.jp
URL：www.yodosha.co.jp/

ご注文は最寄りの書店，または小社営業部まで